T0209091

essentials

essentials liefern aktuelles Wissen in konzentrierter Form. Die Essenz dessen, worauf es als „State-of-the-Art" in der gegenwärtigen Fachdiskussion oder in der Praxis ankommt. *essentials* informieren schnell, unkompliziert und verständlich

- als Einführung in ein aktuelles Thema aus Ihrem Fachgebiet
- als Einstieg in ein für Sie noch unbekanntes Themenfeld
- als Einblick, um zum Thema mitreden zu können

Die Bücher in elektronischer und gedruckter Form bringen das Expertenwissen von Springer-Fachautoren kompakt zur Darstellung. Sie sind besonders für die Nutzung als eBook auf Tablet-PCs, eBook-Readern und Smartphones geeignet. *essentials:* Wissensbausteine aus den Wirtschafts-, Sozial- und Geisteswissenschaften, aus Technik und Naturwissenschaften sowie aus Medizin, Psychologie und Gesundheitsberufen. Von renommierten Autoren aller Springer-Verlagsmarken.

Weitere Bände in der Reihe http://www.springer.com/series/13088

Stefan Pieper

Fluoroquinolone-Associated Disability FQAD: Pathogenese, Diagnostik, Therapie und Diagnosekriterien

Nebenwirkungen von Fluorchinolonen

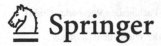 Springer

Dr. med. Stefan Pieper
Praxis für Integrative Medizin
Konstanz, Deutschland

ISSN 2197-6708   ISSN 2197-6716   (electronic)
essentials
ISBN 978-3-658-29841-8   ISBN 978-3-658-29842-5   (eBook)
https://doi.org/10.1007/978-3-658-29842-5

Die Deutsche Nationalbibliothek verzeichnet diese Publikation in der Deutschen Nationalbibliografie; detaillierte bibliografische Daten sind im Internet über http://dnb.d-nb.de abrufbar.

Planung/Lektorat: Hinrich Küster
Springer ist ein Imprint der eingetragenen Gesellschaft Springer Fachmedien Wiesbaden GmbH und ist ein Teil von Springer Nature.
Die Anschrift der Gesellschaft ist: Abraham-Lincoln-Str. 46, 65189 Wiesbaden, Germany

Was Sie in diesem *essential* finden können

- Ein Überblick über die komplexen Nebenwirkungen der Fluorchinolone.
- Erstmalig wird die FQAD umfangreich und verständlich dargestellt.
- Ein übersichtlicher und symptomorientierter Ratgeber zu Diagnostik und Therapie.
- Ein innovativer Algorithmus zur einfachen und praxisorientierten Diagnosestellung der FQAD
- Erfahrungen aus der Behandlung „gefloxter" Patienten.

Vorwort

Der Begriff „Fluoroquinolone-Associated Disability" (FQAD) ist spätestens seit der Verwendung durch die FDA [36] eine etablierte Entität. Maßgeblich beteiligt an seinem Zustandekommen waren jedoch andere, allen voran Charles Bennett, University of South Carolina, Beatrice Alexandra Golomb und Jay Cohen, University of California, Krzysztof Michalak, Universität in Poznań, Polen, ohne dessen Grundlagenarbeit [73] dieses *essential* nicht möglich gewesen wäre, und Miriam J. van Staveren de Jonge, Ärztin und Betroffene, sowie Lisa Bloomquist mit FloxieHope, David Melvin mit MyQuinStory und zahlreiche Patienten, organisiert in Selbsthilfegruppen und Foren, z. B. dem fluorchinolone-forum.de.

Allerdings ist die Definition der FDA mit den dazugehörenden Diagnosekriterien für den behandelnden Arzt nicht alltagstauglich [38].

Dieses Vademecum soll dem Arzt und Therapeuten helfen, mit betroffenen Patienten besser und adäquater umzugehen, und vielleicht auch ein Leitfaden sein für den „Gefloxten" selbst. Zu Beginn werden die vier großen „Baustellen" jeweils kompakt besprochen, die als Nebenwirkung der Fluorchinolone entstehen und zur FQAD führen können. Besonderes Augenmerk liegt hierbei auf der Pathogenese, Diagnostik und den begrenzten therapeutischen Möglichkeiten, die aus meiner Sicht Aussicht auf Erfolg haben können. Im Weiteren möchte ich für die FQAD Diagnosekriterien vorschlagen, die eine möglichst sichere und dabei zeitsparende Eingrenzung des neuen Krankheitsbildes erreichen, und damit den Versuch unternehmen diese im Praxisalltag zu implementieren.

Dieses *essential* soll aber auch meine Erfahrungen weitergeben, die ich in den vergangenen Jahren in unserer Praxis mit inzwischen mehr als 300 FQAD-Patienten gemacht habe, deren Feedback wertvolle Anregungen zum besseren Kennenlernen und Behandeln dieser neuen Erkrankung gegeben hat.

Dr. med. Stefan Pieper

Inhaltsverzeichnis

Über den Autor

Dr. med. Stefan Pieper Allgemeinmediziner, ist seit 25 Jahren in einer Praxis für Integrative Medizin mit den Schwerpunkten Mitochondriale Medizin, Akupunktur, Ernährung und Homöopathie niedergelassen. Während seiner Klinikzeit war er lange auf internistischen, anästhesistischen und neonatalen Intensivstationen tätig. Er ist Rettungsmediziner und besitzt das britische Diplom für Anästhesie.

Seit der exponentiellen Zunahme neuer Antibiotika in der zweiten Hälfte des letzten Jahrhunderts durch die schwerpunktmäßige Forschung hat neben den positiven, lebensrettenden Effekten auch der unkritische Einsatz enorm zugenommen. Jüngste Untersuchungen zeigen, dass nur 12,8 % der Verordnungen indiziert sind [19]. Besonders problematisch ist dieser Umstand bei den sogenannten „Panzerschrank-Antibiotika", allen voran die gegen multiresistente Keime hocheffizienten Fluorchinolone (engl. = Fluoroquinolone, im Folgenden kurz FQ). Das Deutsche Ärzteblatt schreibt dazu 2019: „Diese Substanzgruppe ist ein gutes Beispiel, wie Antibiotika durch einen unselektierten und häufig nicht indizierten Einsatz ‚verbrannt' werden können. Zunehmende Resistenzen im Bereich von 20 bis 30 % machen den Einsatz bei Harnwegsinfekten im Krankenhaus zum Lotteriespiel" [14]. Kanadische Untersuchungen zeigen, dass annähernd jeder zweite Patient in seinem Leben mindestens einmal mit einem FQ behandelt wurde [21] – eine unvorstellbar große Menge. Diese Zahl wird umso glaubhafter, wenn man bedenkt, dass Ciprofloxacin zwischen 1997 und 2002 mit 22 Mio. Behandlungen (visits) zu dem am häufigsten verschriebenen Antibiotikum der USA aufgestiegen ist [67].

FQ sind die erste vollsynthetische Antibiotikagruppe überhaupt. Sie wurden in den 1960er Jahren zufällig durch Verunreinigungen bei der Herstellung des Malariamittels Chloroquin entdeckt. Ihre Hauptvertreter Ciprofloxacin, Ofloxacin, Norfloxacin, Levofloxacin und Moxifloxacin entwickelten sich zu den effektivsten, aber auch toxischsten Antibiotika überhaupt, deren Risiken und Nebenwirkungen (NW) in der Wissenschaft und bei den Aufsichtsbehörden jedoch lange heruntergespielt wurden. Daher kam es erst nach Jahrzehnten zu Warnhinweisen durch die US-amerikanische Aufsichtsbehörde FDA, noch viel später dann durch europäische und deutsche Stellen. Es würde zu weit führen,

© Springer Fachmedien Wiesbaden GmbH, ein Teil von Springer Nature 2020
S. Pieper, *Fluoroquinolone-Associated Disability FQAD:*
Pathogenese, Diagnostik, Therapie und Diagnosekriterien, essentials,
https://doi.org/10.1007/978-3-658-29842-5_1

hier den steinigen Weg über Petitionen, Anhörungen, Klageandrohungen etc.
zur Anerkennung des Problems bis hin zum zögerlichen Handeln der Aufsichtsbehörden darzulegen.

Seit 2016 verfügen FQ in den USA nur noch über eine sehr enge Indikationsstellung, beispielsweise bei schwersten bakteriellen Infektionen wie Milz-
brand und Pest sowie anders nicht behandelbaren Pneumonien [35]. Diesen
vernünftigen Einschränkungen als Reserveantibiotikum wurde auf deutscher
respektive europäischer Ebene leider so konsequent nicht gefolgt.

Die FDA hat 2015 in ihrem Antimicrobial Drugs Advisory Committee festgestellt, dass von 14 untersuchten Antibiotika die FQ mit Abstand das höchste
Risiko für Invalidität (Disability) haben [34].

Die FQ-NW ziehen teilweise schwerste Langzeitschäden nach sich und
erreichen ein bis dahin nicht gekanntes Ausmaß. Sie sind so ernsthaft, vielfältig,
therapieresistent und invalidisierend, dass sich hieraus in angloamerikanischen
Studien der inzwischen auch von der FDA anerkannte Überbegriff der
„Fluorchinolon-bedingten Invalidität" etabliert hat. Aus den gemeldeten Fällen
der FDA errechnete Bennett, Center for Medication Safety and Efficacy, University of South Carolina, für die USA im Zeitraum von November 1997 bis
Februar 2011 eine Anzahl von zwei Millionen bis über 21 Mio. Erkrankungen
und 29.000 bis über 299.000 Todesfällen durch FQ [7].

Auf deutsche Verhältnisse umgerechnet sind das *jährlich* etwa 40.000 bis
400.000 Betroffene und 150 bis 1500 Todesfälle. (Diese Zahlen decken sich
erstaunlich gut mit den sehr konservativen Berechnungen des Wissenschaftlichen Instituts der AOK in 2019, bei einem gänzlich anderen Berechnungs-
ansatz.) [92] Hochgerechnet über die vergangenen 30 Jahre sind das mindestens
1,2 Mio. Geschädigte, die aufgrund ihrer Altersverteilung (83 % unter 60 Jahren)
zum großen Teil noch leben dürften. Dazu kommen Tausende, wenn nicht gar
Zehntausende von Todesfällen seit Einführung der FQ in den 1980er Jahren. Bei
einer Invalidisierungsrate von 15 % [36] sind das mindestens 180.000 Schwer-
behinderte durch FQAD in Deutschland, jährlich kommen 6000 Fälle hinzu. Dies
entspricht in etwa den Häufigkeiten bei der Multiplen Sklerose (MS). Direkte
und indirekte Kosten der MS-Patienten belaufen sich auf etwa 40.000 EUR pro
Patient und Jahr, insgesamt acht Milliarden Euro [109].

FQAD-Patienten, deren Erkrankung in aller Regel nicht diagnostiziert, nicht
benannt und wenn, dann nicht anerkannt, sondern ignoriert wird, haben heute
hingegen von unserem Gesundheitssystem nichts zu erwarten. Der Großteil
der für sie ausgegebenen Kosten betrifft überflüssige Diagnostik, bei der keine

wegweisenden Befunde erhoben werden und die sogar noch dafür sorgt, dass diese Patienten im besten Fall als psychosomatisch oder psychiatrisch fehldiagnostiziert, gerne aber auch als hypochondrisch stigmatisiert werden.

Der volkswirtschaftliche Schaden dürfte enorm sein, handelt es sich doch zu 74 % um Menschen, die voll im Arbeitsleben stehen (30–59 Jahre) [36]. Insofern ist die Situation durchaus mit der MS vergleichbar, hier liegen die indirekten Kosten und damit der volkswirtschaftliche Schaden bei jährlich 19.000 EUR pro Patient. Für die FQAD bedeutet das jährliche Gesamtkosten von 3,42 Mrd. EUR, mit denen unsere Gesundheits- und Sozialsysteme belastet werden, nur weil sich niemand dieser ernsten Krankheit annimmt!

Diese Ausmaße stellen sämtliche bisherigen Medizin- bzw. Pharmaskandale des deutschen Gesundheitssystem in den Schatten und zwar sowohl hinsichtlich der Anzahl der Opfer als auch der Schwere der gesundheitlichen Einschränkungen sowie vor allem der Ignoranz und eklatanten Untätigkeit der Aufsichtsbehörden (EMA und BfArM). Denn spätestens nach der ausführlichen und substanziellen Stellungnahme der FDA 2017 [36] hätten umgehend und nicht erst zwei Jahre später auch Konsequenzen für den deutschen und europäischen Raum gezogen werden müssen.

FQAD

2

Der Begriff FQAD für die schweren, invalidisierenden, syndromartigen NW der FQ gilt heute als etabliertes Krankheitsbild. Die Krankheit ist vergleichsweise neu und dürfte doch enorme Schnittmengen und vermutlich auch kausale Zusammenhänge mit mannigfaltigen Syndromen aufweisen, deren Ätiopathogenese nicht sicher geklärt ist wie beispielsweise CFS, PTBS, Fibromyalgie, MCS und das Gulf-War-Syndrome. In den 1990er Jahren wurde Ciprofloxacin im Golfkrieg US-Soldaten prophylaktisch gegen Anthrax verabreicht. Tausende von Rückkehrern entwickelten Beschwerden des „Golfkrieg-Syndroms", die sicher vielfältige Ursachen haben, sich aber dennoch wie eine Beschreibung des Cipro-Beipackzettels lesen. In Anbetracht der gigantischen Verordnungsmenge halte ich die FQAD mit ihrer immensen Dunkelziffer für die „Mutter aller unklaren Syndrome" (siehe Abb. 2.1).

Golomb [40] spricht zu Recht von einem schweren, persistierenden, multisymptomatischen Syndrom und einer FQ-induzierten mitochondrialen neuro-gastrointestinalen Enzephalomyopathie. Damit sind praktisch alle Manifestationen erwähnt (mitochondriale, peripher und autonom neuropathische, zentralnervöse sowie muskuloskelettale). Es ist nicht zu verwechseln mit dem Fluoroquinolone-Toxicity-Syndrome bei dem der Patient *ein* Symptom (oder mehrere mit der gleichen Organmanifestation) in beeindruckender Form entwickelt, beispielsweise eine Achillessehnenruptur oder Aortendissektion, aber sich ansonsten keine weiteren NW des Antibiotikums aus anderen Manifestationsgebieten erfragen lassen oder die Beschwerden keine invalidisierenden Ausmaße annehmen.

Nach allem Dafürhalten handelt es sich bei dem kompletten NW-Spektrum um einen Klasseneffekt. Es gibt zwar Unterschiede zwischen den einzelnen FQ hinsichtlich ihrer NW-Ausrichtung, diese sind jedoch nicht qualitativ. Vor allem der R-7-Rest der FQ scheint diesbezüglich ein wichtiger Determinator zu sein. Für

© Springer Fachmedien Wiesbaden GmbH, ein Teil von Springer Nature 2020
S. Pieper, *Fluoroquinolone-Associated Disability FQAD:*
Pathogenese, Diagnostik, Therapie und Diagnosekriterien, essentials,
https://doi.org/10.1007/978-3-658-29842-5_2

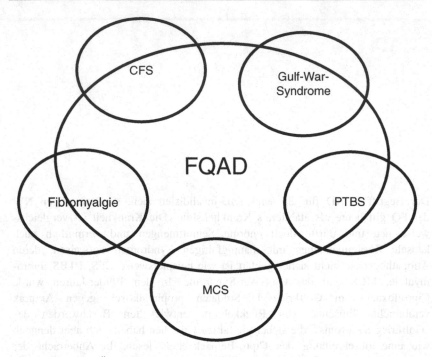

Abb. 2.1 Kausale Überschneidungen der FQAD mit verwandten Krankheitsbildern

die NW-Häufigkeit und Intensität sowohl bei Sehnenschäden als auch bei Gen-
toxizität und ZNS-NW spielt es offenbar eine Rolle, ob an diese Seitenkette eine
Alkyl-, Piperazine- oder Pyrrolidinylgruppe angehängt ist, teilweise verhält sich
das jeweilige Risikoprofil gar reziprok [108]. Es bleibt jedoch die Datenlage, dass
das gesamte NW-Spektrum bei allen FQ beschrieben worden ist, etliche sind ja
deswegen sogar kurz nach Markteinführung wieder zurückgenommen worden,
ein auch nicht so üblicher Vorgang.

Im Hinblick auf die Pathogenese und/oder die Manifestation unterteilen wir
die FQ-Nebenwirkungen in die nachfolgenden vier Gruppen.

2.1 Oxidativer Stress und Mitochondriale Toxizität

Von allen FQ-vermittelten Schäden ist dieser als Erstes zu nennen, da er auf
zellulärer Ebene den Schadmechanismus aller anderen NW immer zusätzlich
kompromittiert oder gar ätiopathogenetisch auslöst.

2.1.1 Pathogenese

Verantwortlich hierfür sind vor allem oxidativer Stress und die Hemmung des Enzyms Topoisomerase II. Es ist das menschliche Pendant zur bakteriellen Topoisomerase bzw. Gyrase und ein mitochondrienständiges Enzym, das eine enorme Wichtigkeit für die Instandhaltung der menschlichen mitochondrialen DNA (mtDNA) besitzt. Diese ausgesprochene Zytotoxizität der FQ auch bei eukaryoten Zellen bringt sie in Struktur und Wirkungsweise in direkte Nähe zu Chemotherapeutika [98, 106].

In Sehnengewebe beispielsweise sind nach FQ-Exposition nicht nur deutliche mitochondriale Schäden und ein Glutathionmangel nachweisbar [86], sondern es profitiert auch von antioxidativer und damit mitochondrialer Therapie, beispielsweise mit MitoQ [68].

Der Angriff auf die mtDNA in der Muskelzelle stört die Proliferation und beeinträchtigt die Differenzierung des Skelettmuskels.

Die Tatsache, dass die Konzentration von Topoisomerase II in den Mitochondrien im ZNS weit höher ist als in anderen Geweben, legt nahe, dass Gehirnzellen und vermutlich auch periphere Nerven entsprechend empfindlicher auf die Hemmung reagieren [49]. FQ haben dadurch einen dramatischen Effekt auf die mtDNA-Topologie, blockieren Replikation und Transkription, verursachen Doppelstrangbrüche und persistierende Protein-DNA-Addukte, reduzieren die DNA-Vervielfältigung sowie insgesamt die Enzymaktivität [49].

Michalak [73] beschreibt eindrücklich den schädlichen Einfluss des erheblichen, durch FQ generierten oxidativen Stresses, der seinerseits unter anderem über geschwächte Entgiftungssysteme (SOD, GSH, Katalase, GPx) zu einer eingeschränkten Mitochondrienleistung und damit Reduktion der ATP-Produktion führt. Mitochondrien, ohnehin Hauptquelle von freien Radikalen, sind damit im geschädigten Zustand regelrechte Radikalschleudern und unterhalten sowie vervielfachen den eigenen Schaden durch oxidativen Stress, was zu einer Chronifizierung der Symptome, wie bei der FQAD beschrieben, beitragen kann. Einmal angetriggert kann diese Störung über einen negativen Zyklus aus oxidativem Stress und Mitochondrienschaden zu weiteren Symptomen in anderen Zellsystemen führen, sobald in diesen eine gewisse Schwelle überschritten worden ist (mitochondrial threshold effects) [40]. Diesbezüglich erschwerend kommt die Vermutung hinzu, dass Quinolone eine hemmende Wirkung auf Quinone haben könnten, deren Vertreter Ubiquinon eine zentrale Funktion in der Atmungskette übernimmt und eines der wichtigsten intrazellulären Redox-Moleküle ist [4, 57].

Außerdem bilden FQ Chelatkomplexe mit bivalenten Kationen (Mg, Mn, Ca, Cu, Zn, Fe, Co) und Proteinanionen. Dadurch werden enorme Mengen von Kationen verbraucht und gebunden. Diese Verarmung stört empfindlich zelluläre Vorgänge. Dass auch Selen Chelatkomplexe mit FQ bildet, ist aufgrund seiner Bivalenz anzunehmen, ist jedoch zurzeit Gegenstand weiterer Studien. Neben den überaus wichtigen Redox- und Entgiftungssystemen SOD2, GPx, Glutathion und Glutathion-S-Transferase sind die genannten Elemente an der Bildung und Funktion von Hunderten mitochondrienständiger Enzymsysteme beteiligt. Mg und Zn z. B. sind zusätzlich wichtige Kofaktoren für über 300 zelluläre Enzymsysteme, die mangelnde Ca-Signalwirkung beeinträchtigt die Zellfunktion [62, 73].

Das Magnesiumdefizit wird auch als Erklärungsmodell für den FQ-induzierten Diabetes mellitus Typ II herangezogen, der sich wiederum negativ auf die Mitochondrienfunktion auswirken dürfte [73]. Im eigenen Patientengut sehen wir eine deutliche Häufung diabetogener Befunde wie ein erhöhter HOMA-Index als Zeichen einer Insulinresistenz oder prädiabetische HbA1c-Werte zwischen 5,7– 6,0 %. Zu guter Letzt zu erwähnen sind noch durch FQ ausgelöste Veränderungen in der Genexpression und Epigenetik und die Hemmung des wichtigen Entgiftungsenzyms Cytochrom P-450 [89] sowie insgesamt von Entgiftungsprozessen.

Diese komplexen Schadmechanismen lassen eine Situation entstehen, in der die mitochondriale Leistung und damit die Energiegewinnung der Zelle und des ganzen Organismus dramatisch herabgesetzt ist, ein Zustand, aus dem sich die Zelle ohne Hilfe/Therapie häufig nicht eigenständig retten kann, da auch die antioxidativen Ressourcen sowie die Entgiftungs- und Reparatursysteme ATP-abhängig sind. Insofern erklärt dieser Zusammenhang zwanglos das bei vielen Patienten führende Fatigue-Syndrom, das in der Regel mit anstrengungsinduziertem Muskelschmerz vergesellschaftet ist.

2.1.2 Diagnostik

Die Diagnostik der mitochondrialen Funktion hat in den vergangenen Jahren Fortschritte gemacht. Zwar bleibt die ATP-Bestimmung als Kernstück schon allein wegen der schwierigen Präanalytik und der Menge an unterschiedlichen Tests sehr schwer zu interpretieren, die Messung anderer direkter oder indirekter Parameter ist dagegen bereits etabliert. Ihre Qualität hängt allerdings weiterhin stark von der Expertise des jeweiligen Labors ab.

Hier einige Beispiele:

- **Basislabor:** gr.BB, Leberenzyme, Krea, HS, LDH, Bili ges., CRP, BSG, TSH, Kalium, Natrium, Calcium, Fe, CK, BZ
- **Prädiabetes:** HbA1c, HOMA-Index,
- **Zellschutz:** Vit-D, Vit-E, Homocystein, Holotranscobalamin, Folsäure, Omega-3-Fettsäuren, Methylmalonsäure
- **Freie Radikale:** Citrullin i. U., Nitrotyrosin, Peroxide
- **Oxidative Schäden:** oxLDL, Malondialdehyd
- **Mitochondriale Leistung:** ATP-Test, evtl unter Belastung, Laktat/Pyruvat, LDH-Isoenzyme, Pregnenolonsulfat, mtDNA/nDNA, PGC-1alpha, Rhodonase
- **Mitochondrialer Schutz:** Coenzym-Q10, Glutathion oxid/red, SOD, GPx, Katalase, TAC, NRF2
- **Chelatbildung:** Eisen, Ferritin, Mg, Mn, Zn, Cu, Ca, Se und Co
- **Silent inflammation:** BSG, high-sens.-CRP, E-phorese, evtl. gezielt Interleukine, NFkappaB, TNFalpha, IFNgamma

2.1.3   Therapie

Die antioxidative Therapie ist der Schlüsselpunkt der FQAD-Behandlung!

Durch die Gabe der Spurenelemente Mg, Mn, Zn, Cu, Co und Se werden die wichtigsten Redoxsysteme gestärkt, allen voran die manganabhängige SOD2, die eine übermäßige Konzentration von Superoxid und eine damit verbundene Bildung von Peroxinitrit verhindert. Das durch die SOD gebildete Wasserstoffperoxid wird dann durch Peroxidasen wie Katalasen und vor allem GPx zu Wasser entgiftet, bevor es zu einer verstärkten Lipidoxidation durch das Hydroxylradikal kommen kann. Voraussetzung hierfür ist die Anwesenheit von Selen als Kernmetall aller Peroxidasen.

Ein großes Problem sind die sehr stabilen Chelat-Proteinkomplexe, die FQ mit diesen bivalenten Kationen bilden. FQ wieder aus diesen Komplexen zu lösen, wäre eine ideale Therapieoption. Dies scheint durch Ozon-Therapie möglich zu sein [37].

Die Gabe dieser Metalle (allen voran organisches Mg) ist möglicherweise eine weitere Option, die FQ aus den stabilen Bindungen zu verdrängen. Sie sind hierbei die natürlichen FQ-Kompetitoren an den Protein-Chelat-Komplexen. Die Gabe sollte kontinuierlich und eher niedrigdosiert über einen langen Zeitraum erfolgen, da bei hochdosierten Gaben zu viel renal verloren geht. (Prinzipiell sollte der Gabe eines jeden Kations eine Vollblutanalyse vorausgehen!).

Vor allem Magnesium bewirkt das Schließen des mPTP-Systems (mitochondrial Permeability Transition Pores) und damit eine Verbesserung des Membranpotenzials, das durch FQ, oxidativen Stress und andere Faktoren in einem Circulus vitiosus vermindert ist. Glutathion, ein schwefelhaltiges tripeptides Thiolmolekül und wichtigstes zelluläres antioxidatives System der wässerigen Phase, leidet als endogenes Redoxmolekül besonders unter dem Angriff der FQ. Nicht umsonst wird Glutathion als „Mutter aller Antioxidantien, Meister der Entgiftung und Maestro des Immunsystems" bezeichnet [54]. Es kommt in hohen (millimolaren!) Konzentrationen in allen Säugetierzellen vor [93]. Es neutralisiert reaktive Sauerstoffverbindungen und schützt so Zellen, DNA, Lipide, Membranen und Mitochondrien vor der Oxidation. Dabei wird GSH selber zu dem Dimer GSSG oxidiert, welches anschließend durch die Glutathionreduktase wieder regeneriert wird. Außerdem führt es das Recycling durch von Vitamin C und E zurück zur reduzierten Form und hat zahlreiche weitere biologische Funktionen. Die nichtenzymatische antioxidative Kapazität der Zelle beruht weitgehend auf Glutathion [69], das Verhältnis von reduziertem GSH zu oxidiertem GSSG spiegelt das zelluläre Redox-Gleichgewicht wider.

Es konnte gezeigt werden, dass bereits intrazelluläre FQ-Konzentrationen, die um den Faktor 1000 (!) kleiner sind als therapeutische Dosen, die Konzentration von Glutathion intrazellulär um 20 bis 50 % reduzieren! [86].

Der Körper produziert zwar sein Glutathion selbst, es wird jedoch durch Ernährungsfehler, Umweltgifte, Medikamente, Stress, Traumata, Altern, Infektionen, Krankheiten und Bestrahlungen ständig dezimiert (wie eben auch in extremer Form durch therapeutische Dosen von FQ!), sodass es nicht selten zu Glutathionmangelzuständen kommt [81].

Therapeutisch sollte der wichtigste limitierende Baustein des Glutathions gegeben werden (N-Acetyl-Cystein 600 mg/die). NAC schützt darüber hinaus gegen toxische Effekte von Sauerstoffradikalen und wirkt über verschiedene unabhängige Mechanismen selbst gegen freie Radikale [52]. Von der Gabe von Glutathion insbesondere in hohen Dosen oder intravenös ist abzuraten, da es dabei aus bisher unklaren Gründen häufig zu teilweise schweren Rückfällen kommt.

Auch Alpha-Liponsäure (ALA) hat einen günstigen Effekt bei der Anhebung des intrazellulären Glutathionsspiegels [15] und senkt die Lipidperoxidation in Nervenzellen um 50 % [83]. Bei der Gabe ist allerdings ebenfalls Vorsicht geboten, da ALA neben Schwermetallen leider auch Mangan, Zink, Eisen, Kupfer und Kobalt chelatiert, deren Speicher durch die FQ ohnehin schon entleert sind.

Vitamin-B12-Mangel ist im Tiermodell mit schwerstem oxidativem Stress verbunden. Bito [10] konnte zeigen, dass bei B12-Mangel der Glutathionspiegel wie auch die Aktivität der MnSOD, Gesamt-SOD und Katalase signifikant bis zu 66 % vermindert sind. Gleichzeitig sinkt der Ascorbinsäurespiegel der Zelle. Dies zusammen mit durch den oxidativen Stress aktivierten Metalloproteinasen führt wiederum zur Degradierung von Kollagen-Protein [99], ein ganz ähnlicher Mechanismus wie bei den FQ, der sicherlich negativ synergistisch wirken dürfte. Der B12-Mangel führt auch zu Gedächtnisstörungen, am ehesten über das NMDA-Rezeptor-System, die weiter unten erörtert werden. Daher behandeln wir zusätzlich auch mit Gaben von Hydroxocobalamin 1.000 mcg s.c. wchtl. bis mtl. (siehe auch Abschn. 2.4.3).

Grundsätzlich erscheint es sinnvoll, bei oxidativem Stress durch Fasten den „Wasserstoffdruck" zu minimieren, da das mitochondriale System mit dem Nährstoffangebot ohnehin schon überfordert ist. Hierfür sollte vor allem die Glycolyseaktivität eingeschränkt und der Pentosephospatweg aktiviert werden. Langfristige Kalorienrestriktion senkt signifikant die Peroxidlast (um 45 %) und den oxidativen Schaden an der mtDNA (um 30 %). Tatort hierfür ist exclusiv Komplex I der Atmungskette, quasi der Radikalgenerator der Zelle [42].

Die Ernährungsumstellung in Form von kohlenhydrat- und kalorienreduzierter Kost (low-carb, dinner cancelling, ketogene Diät) und vor allem Fasten, z. B. als Intervall- oder Intermittierendes Fasten, ist daher nicht nur zur Behandlung der häufig begleitend auftretenden diabetischen Stoffwechsellage und zur Verbesserung der energetischen Situation in der Zelle ein wichtiges Therapieprinzip. Durch die langen Kohlenhydratpausen sinkt der Insulinspiegel und die Zelle kann auf ß-Oxidation umschalten, also Fett verbrennen. Über den Fastenzustand werden unter anderem durch die Sirtuinbildung mannigfaltige zellschützende Maßnahmen implementiert.

Ein weiteres wichtiges therapeutisches Ziel ist die Stimulierung der mitochondrialen Replikation. Stark geschädigte Mitochondrien werden dabei im natürlichen Selektionsprozess in die Apoptose getrieben und eliminiert, da ihnen aufgrund der DNA-Schäden die Replikationsfähigkeit langsam abhandenkommt. Weniger geschädigte Mitochondrien vermehren sich, der Endpunkt würde durch das gesündeste Mitochondrium in der Zelle charakterisiert. Die zwei wichtigsten therapeutischen Optionen hierfür sind ebenfalls Fasten, aber auch Höhentraining, beispielsweise durch die Intervall-Hypoxie-Hyperoxie-Therapie®.

Darüber hinaus hat sich der Wirkstoff Pyrroloquinoline Quinone (PQQ 10–40 mg/die) als ideale Substanz zur Verbesserung der Mitochondrien-Regeneration erwiesen, außerdem schützt er vor oxidativem Stress [17, 103]. In der Nahrung kommt PQQ vermehrt vor in Petersilie, Möhren, Kohl, Spinat, Kiwi, Papaya, grünem Tee, Tofu und besonders konzentriert in Natto [50]. Neben dem natürlichen Antioxidans Coenzym Q10 100 mg p.o. hat sich das mitochondrien-selektive Antioxidans MitoQ (5 mg/die) als wirksam herausgestellt. Eine Studie mit menschlichen Achillessehnenzellen zeigte, dass es in der Lage ist, die Mitochondrien gegen FQ-induzierten oxidativen Stress und Membranschäden zu schützen und das mitochondriale Membranpotenzial zu stabilisieren [73].

Weitere vielversprechende Antioxidantien sind Resveratrol [111], prinzipiell aber auch alle weiteren Polyphenole wie Curcumin und Quercetin, außerdem Selen, Vitamin C mit Flavonoiden und Vitamin E [45], vorzugsweise mit Tocotrienolen sowie Vitamin D [24]. Metformin könnte als Antidiabetikum eine wichtige Rolle spielen, da es darüber hinaus offenbar in der Lage ist, die mPTPs (mitochondrial Permeability Transition Pores) zu schließen und damit einen Schutz vor oxidativem Stress zu bieten [90].

2.2   Muskuloskelettale Schäden/Kollagenstörung

Die Kollagenstörung mit den „chinolon-induzierten Tendo-Arthropathien" ist wohl die bekannteste und anerkannteste Nebenwirkung, über die bereits Anfang der 1980er Jahre berichtet wurde [3]. Die Toxizität dieser Nebenwirkung korreliert offenbar mit den Methyl-Piperadinyl-Seitengruppen in Position 7, sodass diesbezüglich Pefloxacin, Fleroxacin, Levofloxacin und Ofloxacin ein höheres Risiko haben als beispielsweise Ciprofloxacin [57].

Neben der Sehnenbeteiligung mit Sehnenrupturen und Tendinitiden (in der Literatur wurde jahrelang auch nur von der „Fluoroquinolone-Associated Tendinopathy" gesprochen) sind darüber hinaus allerdings auch alle anderen kollagenhaltigen Gewebe in Gefahr (Haut, Unterhaut, Gelenke, Kapseln, Bänder, Gefäßwände, Knorpel, Muskeln etc.) und können geschädigt werden. So sind neben den eindrucksvollen Achillessehnenrupturen (siebenfach erhöhtes Risiko!) [115] praktisch alle anderen kollagen-assoziierten Schäden denkbar und/oder bereits dokumentiert, zum Beispiel Aortenaneurysmen und -dissektionen [65], Vaskulitiden, Netzhautablösungen [29], Korneaschäden [110], Uveitiden [25], Arthralgien/Arthritiden, kindliche Arthropathien [38, 95, 101], rheumatische Krankheitsbilder [6], LWS-Beschwerden (low-back-pain) [104] und multiple weitere Sehnenschäden wie Tendinitis, Tendovaginitis, Sehnenabrisse, Bänder- und Muskelrisse, Leistenhernien, Penisbrüche, Wundheilungsstörungen, Naht- und Anastomoseninsuffizienzen, aber auch Myalgien, Muskelkrämpfe und Schädigung der Muskelzellen bis hin zur Rhabdomyolyse.

2.2.1 Pathogenese

Sehnenbeschwerden treten durchschnittlich 18 Tage nach Beginn der
FQ-Therapie auf, bei der Hälfte der Patienten bereits nach sechs Tagen. Sehnen-
risse sind mit 40 % häufig (bei 50 % davon wurden im Vorfeld Korticosteroide
gegeben) und erfolgen mit einer Latenz von etwa einem Monat. Sehnenschäden
sind jedoch in einem Zeitraum von zwei Stunden (!) bis zu sechs Monaten nach
Behandlungsbeginn dokumentiert, die Heilungsphase (recovery) erstreckt sich
über zwei bis 600 Tage (im Mittel zwei Monate), sie wurde in vielen Fällen
als „verzögert" beschrieben [60]. Michalak hat in seinem Review [73] betont,
dass sich die langwierigen, teils jahrelangen Verläufe durch eine kristalline und
dadurch sehr schwer lösliche Molekularstruktur der FQs erklären lassen [2],
die sie eine sehr lange Zeit in der Zelle überleben lassen und zu den quälenden,
chronischen, fraglich sogar irreversiblen Langzeiteffekten [39] der betroffenen
Patienten führen.

Aber wie kann ein so robustes, auf Langlebigkeit und Reißfestigkeit
getrimmtes bradytrophes Gewebe wie die Achillessehne innerhalb von Stunden
bis Tagen so beschädigt sein, dass es ohne adäquates Trauma rupturiert? Hierzu
bedarf es einer Reihe von pathogenetischen Faktoren, der Ablauf der Schädigung
ist inzwischen einigermaßen gut belegt.

Der Schadbeginn innerhalb von Stunden legt eine direkte zytotoxische
Wirkung nahe [112, 113]. Am Anfang steht wohl die Aktivierung bestimmter
proteolytischer Enzyme, sogenannter Matrix-Metallo-Proteinasen oder
Gelatinasen (allen voran MMP-2), mit konkommittierender Degradierung des
Typ-I-Kollagens innerhalb der Sehnenzellen, das 90 % des Kollagens in der
Sehne ausmacht. Mit anderen Worten, die Induktion dieser Enzymgruppe
durch FQ sorgt dafür, dass gesundes Sehnen- bzw. insgesamt Kollagengewebe
quasi angedaut wird. Dies führt dann natürlich zu einer raschen Schädigung
[112, 113]. Hierdurch wird initial die Integrität der Sehne beschädigt, die nun
mit multiplen entzündlichen, regenerativen und remodellierenden Vorgängen
reagiert. Diese jedoch sind nun deutlich behindert durch die Schwellung und
Erweiterung der Mitochondrien als Ausdruck eines Mitochondrienschadens,
durch Zellschrumpfung gefolgt von Phagozytose, damit Reduktion zytoskelettaler
Strukturen, reduzierte Fibrillendurchmesser, Zellablösung von der extrazellulären
Matrix, Hyalinisierung der Kollagenbündel, durch Reduktion von Signalproteinen
und Proteinen des Zytoskeletts mit anschließender Hemmung der Kollagen-
und Proteoglycansynthese und Elastin- und Fibronectinschwund, Induktion
des Apoptosemarkers Caspase-3 (Apoptose wurde bereits bei den niedrigsten

Levofloxacindosen festgestellt) [27], Down-regulation und Inhibition wichtiger Enzymsysteme (Cycli B, CDK-1, CHK-1, focal adhesion kinase phophorylation), dadurch unter anderem eingeschränkte Migrationsfähigkeit der Tenozyten und Destruktion der extrazellulären Matrix [57]. Chelatbildung mit Magnesium- und Eisenionen und die Unfähigkeit des Sehnengewebes, Elektrolytschwankungen schnell wieder auszugleichen, begünstigen die tendotoxischen Effekte.

Darüber hinaus führen die Chelatkomplexe über eine Hemmung von Dioxygenasen (DOXG) zu einer mangelhaft ablaufenden Kollagen-Prolin-Hydroxylierung der Aminosäure Prolin zu Hydroxyprolin (Prolyl-4-Hydroxylase) [5] und damit reduzierten Bereitstellung von Hydroxy-prolin, eines der drei wichtigsten Strukturproteine des Kollagenstoffwechsels, wodurch die mechanischen Eigenschaften des Kollagens signifikant ver-schlechtert werden. Magnesiumverarmung und Stickstoffmonoxidanflutung dürften zusätzlich einen negativen Effekt auf die Chondrozyten haben [73].

Neben den mitochondrialen Schäden führen FQ durch ihre spezifische Hemmung der Topoisomerase 2 auch zu Störungen der Zellfusion im Aufbau und der Ausdifferenzierung von Skelettmuskelfasern. Dies erklärt die häufig vor-kommenden Muskelrisse [49].

2.2.2 Diagnostik

Bereits nach niedrigen FQ-Dosen zeigen sich elektronenmikroskopisch deut-liche Veränderungen im Sehnengewebe [96], mit herkömmlichen bildgebenden Verfahren sind diese jedoch oft nicht nachvollziehbar. Abhängig vom Grad der Schädigung sieht man im weiteren Verlauf teilweise typische Veränderungen im Ultraschall und MRT, diese sind jedoch nicht obligat. Die reduzierte Elastizi-tät des Sehnengewebes infolge des Hydroxyprolinmangels wird vom Patienten meist sehr deutlich wahrgenommen und führt subjektiv zu einem Knarren und Knacken; entsprechende klinische Tests wie die Elastographie der Achillessehne wären wünschenswert und aussagekräftig, werden leider aber so gut wie nie durchgeführt [9].

Die Messung des Hydroxyprolins im Serum oder Urin zeigt häufig dramatische Ergebnisse, die Aminosäure ist teilweise in den Messungen über-haupt nicht mehr nachweisbar, ein weiterer Beleg dafür, dass die Hydroxylierung des Prolins in der Sehnenzelle unterbrochen ist. Darüber hinaus gibt es noch unspezifische Laborveränderungen wie die Erhöhung von BSG und high-sensitive-CRP als Ausdruck einer silent inflammation.

2.2.3   Therapie

Die therapeutischen Möglichkeiten sind leider sehr beschränkt.

Kausal geben wir Withania somnifera (=Ashwagandha), Curcumin und Resveratrol zur Aktivitätshemmung der MMPs, synthetische Hemmer wie Doxycyclin oder die in der Onkologie bekannten „TIMPs" (Tissue Inhibitors of Metallo Proteinases) wären eine Therapieoption, jedoch wiederum nebenwirkungsträchtig und kostenintensiv [46, 63, 78].

Die eingeschränkten Hydroxylierung von Prolin führt zu Hydroxyprolinmangel, die Gabe von L-Hydroxyprolin 600 mg/die ist daher eine Option. Wir geben es in einer kollagenstärkenden Aminosäurekombination unter anderem mit Glycin 180 mg und L-Prolin 600 mg. Dies entspricht dem in der Primärstruktur (Aminosäuresequenz) des Kollagens am häufigsten wiederholten Sequenzmotivs Glycin-Prolin-Hydroxyprolin. Dazu wird ein retardiert wirksames Vitamin C 1000 mg mit Flavonoidzusatz gegeben. Es ist der wichtigste Ko-Faktor bei der Hydroxylierung. Hydroxyprolin festigt durch Bildung von Wasserstoffbrücken die benachbarten Kollagen-Polypeptidketten innerhalb eines Kollagenmoleküls und stärkt die kovalenten Quervernetzungen zwischen Kollagenmolekülen. Fehlende Hydroxylierung führt zu schadhaften Kollagenmolekülen, die damit verbundene Funktionseinschränkung des Strukturproteins zu Schäden an jeglichem kollagenhaltigen Bindegewebe.

Balneo-physikalisch haben sich Reizstromverfahren mit hochfrequenten oder galvanischen Strömen, die sensomotorische Körpertherapie nach Dr. Pohl, Lymphdrainagen sowie vorsichtige Faszientherapie als sinnvoll erwiesen. Die Stoßwellentherapie ist eher nicht empfehlenswert.

2.3   Neurotoxizität/Periphere Neuropathie (PN)/ Autonome Neuropathie

FQ-induzierte Schäden der peripheren Nerven sind zweifelsfrei belegt [20, 30, 32, 33, 36]. Etwa 65 % der gemeldeten NW bei FQ betreffen das periphere Nervensystem. Von den Top 50 gemeldeten NW sind mit Abstand die meisten, nämlich rund 30 %, neurologisch [34, 51]. Jüngste Studien zeigen ein deutlich erhöhtes Risiko (abhängig von der kumulativen Dosis und dem Behandlungszeitraum), das pro Behandlungstag um 3 % wächst und bis zu 180 Tage nach Exposition persistiert [76]. Das höchste Risiko hatten Patienten bei Ersteinnahme [30]. Die FDA sieht keine Dosisabhängigkeit [33, 36].

Klinisch zeigen sich typische Symptome der peripheren Neuropathie, die allerdings in der Regel weder über die einschlägige neurologische Diagnostik nachweisbar sind noch auf die herkömmliche Therapie ansprechen [39, 40]. Ausnahmen sind unten aufgeführt [85]. Sehr interessant ist, dass in unserem Patientengut von den wenigen per Hautbiopsie abgeklärten Fällen etwa 80 % (!) eine histologisch gesicherte small-fibre-Neuropathie aufweisen.

Zwei case-reports berichten neben der PNP über eine FQ-induzierte autonome Neuropathie [40, 79], in unserem Patientengut gibt es ebenfalls vier per Magenszintigraphie gesicherte und zahlreiche Verdachtsfälle. Die meisten Fälle sind Gastroparesen, ein Fall zeigt ein deutliches, gesichertes Dumping-Syndrom. Gastrointestinale Symptome wie vor allem Übelkeit, Erbrechen, Völlegefühl, Aufstoßen und Oberbauchschmerzen werden möglicherweise zu häufig als übliche gastrointestinale Antibiotika-NW abgetan und sind doch Ausdruck einer autonomen Neuropathie.

Kelentey konnte eine solche FQ-induzierte Veränderung an autonomen und sensorischen Nervenzellen im Tiermodell belegen. Hierbei wurden auch Sjögren-ähnliche autonome Nervenveränderungen an Speichel- und Schweißdrüsen gefunden, was auch die häufigen Symptome der trockenen Schleimhäute bei FQ-Patienten erklären könnte. Darüber hinaus gibt es diverse über case-reports dokumentierte FQ-assoziierte Nervenschäden wie beispielsweise für den Sehnerv [91], das Tourette- [107], Guillan-Barré- [1] oder Karpaltunnelsyndrom [66].

2.3.1 Pathogenese

Es ist erstaunlich, dass in der gesamten Literatur kein Modell zur Pathogenese dieser schweren NW zu finden ist. In Ermangelung dessen scheinen mir im Einklang mit der FDA [33, 36] über oxidativen Stress und mitochondriale Schäden induzierte neurotoxische Mechanismen am wahrscheinlichsten, eventuell im Zusammenhang mit direkten neurotoxischen Effekten der FQ [59].

Die FDA schlägt zusätzlich noch einen Schadmechanismus im Zusammenhang mit Nucleoside Reverse Transcriptase Inhibitor (NRTI) vor (da eine pharmakogenetische Assoziation zur Entwicklung von PN belegt ist und dies auch für FQ zutreffen könne), ohne jedoch Studien dazu vorzulegen [32].

Bei der autonomen Neuropathie bleibt noch der interessante Ansatz, ob vielleicht auch über gehemmte effektorische, in die Peripherie projizierende GABAerge Neurone oder über die FQ-Blockade primär peripherer GABA-Neurone im enteralen Nervensystem gastrointestinale Symptome induziert werden.

2.3.2   Diagnostik

Herkömmliche diagnostische Maßnahmen fruchten praktisch durchgängig nicht, einzig die Hautbiopsie zum Nachweis einer small-fibre-Neuropathie zeigt häufiger positive Ergebnisse [22, 40, 56]. Auch in unserem Patientengut kann ich das nur bestätigen. Allerdings wird dieser Nachweis nur höchst selten erbracht, da das Prozedere aufwendig ist und sich die wenigsten Neurologen damit auskennen.

Ähnliches gilt für die Magenentleerungs-Szintigraphie zum Nachweis einer autonomen Magenentleerungsstörung. Sie ist ausgesprochen aussagekräftig, häufig indiziert, wird aber selten anberaumt.

Bestimmend bleibt somit das klinische Bild.

2.3.3   Therapie

Dass bei der FQAD von „irreversiblen Symptomen" gesprochen wird, liegt vor allem an den neuropathischen Beschwerden. Lediglich 10 % der Fälle zeigten im Beobachtungszeitraum eine Besserung [39], von 108 beobachteten Fällen zeigte keiner nach zehn Jahren eine komplette Genesung [33]. Nirgendwo ist die Verzweiflung der „gefloxten" Patienten so groß wie bei den neuropathischen Schmerzen. Sämtliche einschlägigen Analgetika (NSAR, Novalgin, Opioide etc.), Antikonvulsiva (Lamotrigin, Carbamazepin, aber auch Pregabalin oder Gabapentin), SNRI (etwa Duloxetin und Venlafaxin), Trizyklika vom Amitriptylin-Typ sowie lokale Applikation von Lidocain und Capsaicin haben kaum oder überhaupt keine Wirkung. Lediglich das Antiepileptikum Lacosamid zeigt offenbar bei der small-fibre-Neuropathie positive Wirkungen und wird aktuell von der Deutschen Gesellschaft für Neurologie für diese Indikation vorgeschlagen.

In unserer Praxis haben wir gute Erfahrungen mit dem frei verkäuflichen fünfprozentigen CBD-Öl gemacht. Deutlich besser allerdings funktioniert die Cannabis-Therapie, beginnend idealerweise mit Hybridsorten via Vaporisation. Die orale Gabe beispielsweise als Dronabinol-Tropfen hat sich als nicht so wirksam erwiesen. Leider wird die Cannabis-Therapie trotz klarer Indikationsstellung fast allen FQAD-Patienten selbst von Schmerztherapeuten und Schmerzambulanzen verweigert und vorenthalten. Fragen Sie mich nicht, warum.

In einem case-report war die Gabe von Immunglobulinen [28], in einem weiteren Folsäure wirksam [85]. In vergleichbaren Studien – wie auch in unserer Praxis – hat sich ALA als wertvolle therapeutische Option erwiesen [48]. Verglichen mit herkömmlichen Therapeutika ist sie besser verträglich, hat einen schnelleren Wirkungseintritt und verbessert Parästhesien, Taubheit, sensorische Defizite, Muskelkraft und vor allem neuropathische Schmerzen [84]. Die NATHAN-Studie und viele weitere Daten machen hinsichtlich des neuro-protektiven Effekts sehr zuversichtlich. ALA-Dosen unter 1200 mg tgl. p. o. scheinen jedoch keine signifikanten Effekte zu haben [72]. Zusätzlich ist ALA ein effektives mitochondriales und antioxidatives Mittel (siehe Abschn. 2.1.3.).

Zur Neuroprotektion geben wir Benfotiamin 300 mg p. o. tgl. und Hydroxycobalamin 1000 mcg s. c. wchtl. sowie die vorbeschriebene mitochondriale Therapie. Weitere vielversprechende Ansätze sind Acetyl-L-Carnitin [97], Vitamin E [82] und Omega-3-Fettsäuren [41] sowie Uridin-Monophosphat [80]. Die Überexpression von Sirtuinen in Neuronen kann im Mausmodell ebenfalls Neuropathien verhindern und rückgängig machen [17]. Eine zelluläre Sirtuin-Induktion ist auch für Resveratrol [75] und Kalorien-restriktion [13] beschrieben. Hinsichtlich der autonomen Neuropathie ist ein Therapieversuch mit Domperidon gerechtfertigt, jedoch nur selten erfolgreich. Metoclopramid hilft nicht. Bei der Gastroparese sollten feste Speisen vermieden oder auf kleine Einheiten verteilt werden.

2.4   Neuropsychiatrische Nebenwirkungen des ZNS

Geradezu perfide an der FQAD ist, dass sich zu den für den Patienten klar als körperlich empfundenen Beschwerden im Sehnenapparat, der Nerven oder auch aus dem Fatigue-Bereich in aller Regel noch psychiatrische Symptome [16] einstellen, die der Patient selbst nicht einordnen kann und die seine Akzeptanz beim konsultierenden Arzt noch weiter vermindern. Diese ist ohnehin dramatisch herabgesetzt, geben doch nur 40 % der Betroffenen an, dass ein Arzt ihre Beschwerden ernst genommen hätte [58].

Die neuropsychiatrischen Störungen sind von der FDA und in Studien [36, 58] wie folgt beschrieben: Nervosität, Agitation, Angst- und Panikattacken [94], Psychosen, Halluzinationen, Paranoia, Depersonalisation, Schlafstörungen mit Albträumen, Parästhesien, Tinnitus, Hypersensitivität für Licht und Lärm, Tremor, Zuckungen, epileptische Anfälle [31, 64], Eintrübungen bis hin zu Bewusstlosigkeit, Gedächtnisstörungen mit Amnesie, Delir, Depressionen und Selbstmordgedanken. Suizide unter FQ-Einfluss sind dokumentiert [61].

Darüber hinaus kommt es häufig zu kognitiven Einschränkungen (brain-fog), einer Störung mit Mangel an mentaler Klarheit sowie eingeschränkter Konzentration und Fokussierungsfähigkeit. Die Inzidenz liegt bei immerhin bis zu 11 % [70], in unserem Patientengut sogar deutlich höher. Diese Diskrepanz liegt wahrscheinlich daran, dass gerade leichtere psychische Symptome von den Patienten selbst nicht ernst genommen und schon gar nicht in Verbindung mit der vorangegangenen Einnahme des Antibiotikums gebracht werden. Erst genauere Befragungen ergeben dann ein entsprechendes Bild. Die Beschwerden können bereits Stunden nach der ersten Tablette einsetzen.

2.4.1 Pathogenese

Sie beruht wohl hauptsächlich auf der exzitatorischen Wirkung durch Hemmung des GABA-Systems (psychiatrische Symptome) [19] und der Aktivierung der NMDA-Rezeptoren (brain-fog) [23, 44]. GABA ist einer der wichtigsten inhibierenden Neurotransmitter im menschlichen Gehirn und hat unter anderem eine stressregulierende Rolle im Amygdala-System des ZNS. Benzodiazepine etwa verstärken dessen Wirkung im Gehirn durch Interaktion mit dem GABA$_A$ Rezeptor. Auch FQ sind fähig, an diesen Rezeptor zu binden [55], was allerdings den gegensätzlichen Effekt von Benzodiazepinen hat, da FQ hier antagonisieren [47]. Der Verlust an GABA-Aktivität bewirkt dann einen überstimulierenden Effekt auf das ZNS.

NSAR können diesen Effekt synergistisch potenzieren [53]. Obwohl sie selbst keinen antagonistischen Einfluss haben, erhöhen sie die FQ-Wirkung am Rezeptor 33.000-fach! [43] Das bedeutet ein enorm erhöhtes Risiko für psychiatrische NW bei Patienten, die beispielsweise wegen muskuloskeletaler respektive neuropathischer NW durch die FQ oder zur Behandlung der Grundkrankheit (Sinusitis, Zystitis etc.) gleichzeitig z. B. Ibuprofen oder Diclofenac einnehmen. Unter dieser Kombination wurden mehrfach Krampfanfälle beobachtet [70].

ZNS-NW sind offenbar dosisabhängig, in einer Doppelblindstudie mit Fleroxacin wurde bei hohen Dosen beispielsweise eine schwere Schlafstörung bei 60 % der Patienten registriert [14]. Die Chelatierung von Magnesium durch die FQ scheint diese exzitatorischen Effekte enorm zu verstärken. In vitro hat ein nur geringer Abfall der Mg-Konzentration bei Untersuchungen mit Clinafloxacin bereits einen sehr starken Einfluss. Hier scheint auch die Aktivierung von NMDA-Rezeptoren durch eine geringere Mg-Blockade im Ionenkanal eine Rolle zu spielen [102]. Verschlimmernd kommt noch hinzu, dass bestimmte FQ wie z. B. Ciprofloxacin durch die Hemmung des Leberenzyms CYPIA2 die Leberentgiftung von Kaffee und Tee herabsetzen und damit noch zu dem stimulierenden ZNS-Effekt beitragen; manche FQ reduzieren die Koffein-Clearance um 84 % [26]. Darüber hinaus induzieren FQ im Gehirn oxidativen Stress, antioxidative

Systeme wie GSH und Katalase sind dagegen kompromittiert, Serotonin- und GABA-Spiegel sinken [18]. Über eine erhöhte NO-Belastung („nitrosativer Stress") sind Kognition und Lernvorgänge eingeschränkt, NO dient als retrograder messenger im NMDA-System.

2.4.2   Diagnostik

Eine Speichel- und Urinanalyse (Nor-/Adrenalin, Dopamin, Serotonin, Glutamat, GABA, Cortisol- und DHEA-Tagesprofil) [74] gibt wichtige Hinweise auf die zentralen Speicher der wichtigsten Neurotransmitter und die neuroendokrine Stressachse. Des Weiteren bestimmen wir Pregnenolonsulfat als neuroprotektiven und mitochondrialen Marker. Laborchemisch kommt bei neurogenen Schäden und Schrankenstörung zusätzlich die Bestimmung der Neuronenspezifischen Enolase (NSE) und des Protein S100b infrage, bei nitrosativem Stress die Bestimmung von Citrullin im Urin (NO-Nachweis).

2.4.3   Therapie

GABA, γ-Aminobuttersäure, ist das biogene Amin der Glutaminsäure. Sie wird mithilfe des Enzyms Glutamatdecarboxylase aus Glutamat synthetisiert. Ein GABA-Transportsystem für die Blut-Hirn-Schranke wurde zwar bereits vor einigen Jahren nachgewiesen, ist allerdings kaum therapeutisch nutzbar (die Ausbeute liegt bei einer Gehirn-GABA-Erhöhung von nur 33 %). Im Tiermodell wurde jedoch eine über 380-prozentige Zunahme der Gehirn-GABA gemessen, wenn es zusammen mit L-Arginin appliziert wurde [12], was auf einen Zusammenhang mit Stickstoffmonoxid (NO) schließen lässt. Daten belegen außerdem zentrale GABAerge-Effekte durch Vagusstimulation über Lakto- und Bifidobakterienstämme i. S. einer Induktion über die Darm-Hirn-Achse [12].

Da es therapeutisch in erster Linie darum geht, das zentrale GABA-System zu stärken, sollten wir uns diese Mechanismen zunutze machen. Wir geben entweder GABA selbst oder L-Glutamin, welches die Blut-Hirn-Schranke leicht passieren kann und im Gehirn als Vorstufe von GABA dient. L-Glutamin spielt zudem eine Schlüsselrolle für die Schleimhautfunktion des Magen-Darm-Traktes und seines Immunsystems. Außerdem Taurin, das die Aktivität dämpfender Neurotransmitter (z. B. GABA) moduliert, und L-Theanin, das die Konzentration der Neurotransmitter Serotonin, Dopamin, GABA und Glycin im Gehirn erhöht.

Aufgrund der fast obligat vorhandenen Dysbiose geben wir ohnehin bei jedem FQ-Patienten Probiotika mit Lakto- und Bifidostämmen sowie RMS-Tropfen (=rechtsdrehende Milchsäure). Gedächtnisstörung/brain-fog (häufige zentralnervöse Symptome) behandeln wir mit Hydroxycobalamin bzw. Allicin als NOS-Hemmer bzw. NO-Scavenger, da hier in der Regel eine NMDA-Überaktivierung mit zu hoher Anflutung von NO besteht. Aus diesem Grund (hohe NO-Belastung) verzichten wir in unserer Praxis auf die Kombination von GABA mit L-Arginin (denn: Arginin+O2>>Citrullin+NO), da bei bestehender NO-Überexpression die Gabe von L-Arginin ohnehin überflüssig, ja sogar kontraindiziert ist. Ist Citrullin allerdings nicht erhöht, sollte die L-Arginin-Gabe erwogen werden. Insofern sollte bei der Leitsymptomatik „GABA-Störung" zunächst auch nur das GABA-System therapiert werden und erst im zweiten Schritt der nitrosative Stress, da man sich sonst den oben beschriebenen „Transporteffekt" des NO nicht zunutze machen kann.

Ein vielversprechender Ansatz ist die Gabe von Pregnenolon oder Allopregnanolon, beides Neurosteroide, die einen ZNS-protektiven Effekt haben [77], endogenes Allopregnanolon kann auch ZNS-Neurotoxizität günstig beeinflussen, indem es den oxidativen Stress reduziert [87]. Es wirkt als positiver allosterischer Modulator am $GABA_A$-Rezeptor mit ähnlich anxiolytischen und sedativen Effekten wie Benzodiazepine und spielt eine wichtige Rolle beim Feintuning des $GABA_A$-Rezeptors.

Die Gabe von Pregnenolon, eigentlich einem $GABA_A$-Blocker, führt zu erhöhten Allopregnanolon-Spiegeln und zu einer Verringerung Amygdala-assoziierter Aktivität bei negativen Emotionen und Angst [100]. Melatonin hat sich im Hinblick auf mitochondrialen oxidativen Stress durch seine gute Gehirngängigkeit als protektiv erwiesen [88] und wirkt zusätzlich schlaffördernd. Im Gehirn spielt zweiwertiges Zink als häufigstes Metall eine essenzielle Rolle bei vielen Proteinen, die in den Abwehrmechanismus gegen oxidativen Stress involviert sind [114].

Diagnosekriterien der FQAD

3

Die nachfolgenden Ausführungen dieses *essentials* sollen der Entwicklung von praxistauglichen Diagnosekriterien dienen. Wer sich momentan mit dem Thema der FQ-induzierten NW und dort vor allem mit der FQAD beschäftigt, leistet Pionierarbeit. Dies gilt auch für die Diagnosekriterien. Angesichts der intensiven Arbeit (und der zahlreichen Änderungen), die beispielsweise bei der Erarbeitung von Diagnosekriterien für das CFS geleistet worden ist, kann diese erste Fassung für die FQAD nur ein Vorschlag sein. Sie wird sich erst im Praxisalltag bewähren und dort einer Prüfung unterzogen. Es ist zu erwarten, dass es an vielen Stellen – insbesondere bei der Auswahl der Kardinalsymptome – nach einer Zeit der Revision Änderungsvorschläge geben wird, die man dann im Rahmen eines Konsensusprozesses in die vorliegende Fassung einpflegt. Unsere Klassifikation ist binärer Natur, das heißt, wir wollen wissen, leidet der Patient an einer FQAD oder nicht.

3.1 Vorüberlegungen und Anforderungen

Bei der Diagnosestellung der FQAD gibt es viele Unwägbarkeiten. Um nur einige zu nennen, kann

- der Zeitraum zwischen Antibiotikagabe und Entwicklung von Symptomen enorm groß sein (über sechs bis zwölf Monate), was den kausalen Zusammenhang evtl. übersehen lässt;
- der Beschwerdekomplex des Patienten so „verwaschen", unspezifisch und unklar sein, dass das Stichwort oder die Idee „Fluorchinolone" gar nicht hochkommt;

© Springer Fachmedien Wiesbaden GmbH, ein Teil von Springer Nature 2020
S. Pieper, *Fluoroquinolone-Associated Disability FQAD: Pathogenese, Diagnostik, Therapie und Diagnosekriterien*, essentials,
https://doi.org/10.1007/978-3-658-29842-5_3

- der Widerstand bei dem konsultierten Arzt, vor allem wenn er selbst das FQ verschrieben hat bzw. auch aus Unwissen, so groß sein, dass er eine solche Differentialdiagnose nicht in Betracht zieht;
- eine andere Verdachtsdiagnose wie z. B. „Somatisierungsstörung" die diagnostische Neugier des Arztes zum Erliegen bringen;
- die Diagnosestellung aus einer defätistischen Grundhaltung heraus („Da könnten wir ja dann sowieso nichts gegen machen.") nicht weiterverfolgt werden;
- eine Mischform mit überlagernden anderen Erkrankungen vorliegen (wie Diabetes mellitus, MS, Fibromyalgie, CFS, Z. n. Krebserkrankung mit Chemotherapie und/oder Bestrahlung oder eine Depression);
- der Patient nach vielen Monaten oder gar Jahren des frustranen Suchens und der Stigmatisierung einfach aufgeben.

In diesen und vielen weiteren Fällen wäre eine etablierte „FQAD-Checkliste" hilfreich; sie ist idealerweise auch vom Patienten selbst ohne Hilfe des Arztes zu verwenden.

Diagnosekriterien für eine Krankheit sollten bedarfsorientiert formuliert sein. Beispielsweise auf wissenschaftlicher oder institutionaler Ebene sollten sie einigermaßen umfassend sein, für einen Rentensachbearbeiter einfach und praktikabel und für die Diagnosestellung am Patienten möglichst effektiv. Dort, in der Praxis, sollen sie helfen, in einem überschaubaren Zeitrahmen die Diagnose möglichst sicher stellen bzw. ausschließen zu können. Der Test sollte also eine hohe Sensitivität und Spezifität aufweisen. Genau hieran mangelt es den Diagnosekriterien der FDA (siehe Abschn. 3.2).

3.2 Die Diagnosekriterien der FDA

Die FDA liefert 2017 [36] zum Krankheitsbild der FQAD folgende drei Diagnosekriterien:

- Die Beschwerden führen zu einer deutlichen Einschränkung in der normalen Lebensführung (a substantial disruption of a person's ability to conduct normal life).
- Der Patient hat NW aus zwei oder mehr der folgenden Organsysteme: muskuloskelettal, neuropsychiatrisch, peripheres Nervensystem, Sinnes-wahrnehmung (Sehen, Hören etc.), Haut, kardiovaskulär.

- Die Nebenwirkungen halten mehr als 30 Tage nach Beendigung der FQ-Therapie an.

Diese Kriterien sind für den Praxisalltag nicht spezifisch und auch nicht sensitiv genug.
Hier einige Beispiele:

- Ein Patient, dem das FQ im Rahmen einer Influenza gegeben wurde, der nach 30 Tagen noch krankgeschrieben ist und immer noch über Gliederschmerzen und Arthralgien in den Beinen und ein abklingendes virales Exanthem klagt, hätte nach diesen Kriterien eine diagnostizierte FQAD.
- Gleichzeitig würde ein Patient nur mit Schlafstörung und einem schweren Erschöpfungssyndrom durchs Raster fallen.
- Wer in diesem Stadium (30 Tage nach Absetzen des FQ) nun mithilfe der FDA-Kriterien ein FQAD ausschließt, verpasst gegebenenfalls eine später einsetzende Symptomatik, beispielsweise die Diagnose eines Aortenaneurysmas oder eines Sehnenrisses nach einem halben Jahr.
- Der gesamte Bereich der Mitochondrienstörung und auch große Teile der zentralnervösen NW, die weit über den neuropsychiatrischen Bereich hinausgehen, finden bei der FDA nicht ausreichend Erwähnung. Das Gleiche gilt für die autonomen Neuropathien.

3.3   Die synoptischen Diagnosekriterien

Die folgenden Diagnosekriterien sind eine einigermaßen vollständige, zusammenführende und zum größten Teil wörtliche Sammlung aus Veröffentlichungen der FDA, EMA und Rote-Hand-Briefe, aus den Beipackzetteln und Fachinformationen der entsprechenden FQ, aus wissenschaftlichen Veröffentlichungen und case-reports sowie aus den eigenen Erfahrungen in unserer Praxis. Daher kommt es teilweise zu sinnhaften Wiederholungen.

Würde man nun diese auflisten und abgleichen, so hätten wir einen Fragebogen von acht DIN-A4-Seiten (siehe Tab. 3.1).

Tab. 3.1 Synopsis der Diagnosekriterien für Fluoroquinolone-Associated Disability (FQAD)

	Synopsis der Diagnosekriterien für Fluoroquinolone-Associated Disability (FQAD)	akt. Status	Status n. 3 Mon.	Status n. 6 Mon.	Status n. 12 Mon.
1	**Welches Fluorchinolon wurde ein- genommen?**				
	Ciprofloxacin (Ciprobay)				
	Levofloxacin (Tavanic)				
	Moxifloxacin (Avalox)				
	Ofloxacin (Tarivid)				
	Norfloxacin (Bactracid, Barazan)				
	Enoxacin (Enoxor)				
	Ein anderes Fluorchinolon:				
2	**Wann traten die ersten Beschwerden auf? (nach Beginn der Einnahme des Fluorchinolons)**				
	innerhalb von Stunde				
	innerhalb von Woche				
	innerhalb von 6 Monaten				
	später als nach 6 Monaten				
3	**Diese bestehen nach Absetzen des Mittels bereits**				
	seit einigen Tagen				
	seit 30 Tagen oder mehr				
	seit mindestens 3 Monaten				
	seit mindestens 6 Monaten				
	seit mindestens 1 Jahr				
	seit über 1 Jahr				

(Fortsetzung)

Tab. 3.1   (Fortsetzung)

Synopsis der Diagnosekriterien für Fluoroquinolone-Associated Disability (FQAD)	akt. Status	Status n. 3 Mon.	Status n. 6 Mon.	Status n. 12 Mon.
4	**Ihre körperliche Leistungsfähigkeit ist durch die bestehenden Beschwerden**				
	nicht beeinträchtigt				
	kaum reduziert				
	deutlich reduziert				
	über 50 % reduziert				
	sehr stark (über 70–90 %) reduziert				
5	**Durch diese Erkrankung kam/kommt es zu**				
a	einer deutlichen Einschränkung in der normalen Lebensführung				
a	einer deutlichen bis dramatischen Beeinträchtigung der Lebensqualität				
a	einer Gefährdung oder zum Verlust des Arbeitsplatzes				
a	finanziellen Problemen				
a	zunehmenden Anspannungen innerhalb der Familie				
a	dauerhaften Veränderung des Lebens				
6	**Prädisponierende Faktoren**				
a	Probleme bei früheren Behandlungen mit Fluorchinolonen				
a	weiblich				
a	älter als 60 Jahre				
a	gleichzeitige Kortisontherapie				
b	gleichzeitige NSAR-Therapie				
a	Herzerkrankung/Herzschwäche				
a	Glucose-6-Phosphat-Dehydrogenase-Mangel				
a	Kalium- oder Magnesium-Mangel				

(Fortsetzung)

Tab. 3.1 (Fortsetzung)

Synopsis der Diagnosekriterien für Fluoroquinolone-Associated Disability (FQAD)	akt. Status	Status n. 3 Mon.	Status n. 6 Mon.	Status n. 12 Mon.
a Diabetes				
a Epilepsie				
a Schlaganfall/zerebrale Ischämie				
a Depression/Psychose				
a Leberfunktionsstörung				
a Nierenfunktionsstörung				
a Myasthenia gravis				
a Marcumar-Einnahme				
a Gefäß-Aneurysma				
a Aortendissektion				
a Hypertonie				
a Atherosklerose/Gefäßveränderungen				
a Marfan-Syndrom				
a Ehlers-Danlos-Syndrom				
a Morbus Behcet				
7 Allgemeinsymptome/Fatigue-assoziierte Beschwerden (Mitochondrienstörung)				
a Schwäche/Kraftlosigkeit/Asthenie/Fatigue				
a allgemeines Unwohlsein/Krankheitsgefühl				
a Müdigkeit				
a Fieber/Schwitzen				
a Muskelschwäche				
a Schmerzen einschl. Schmerzen im Rücken, Brustkorb, Becken und in den Gliedmaßen				
a Muskel- und Knochenschmerzen				
a chronische Schmerzen (long-term pain)				
a verminderter Appetit/verminderte Nahrungs-aufnahme				

(Fortsetzung)

Tab. 3.1   (Fortsetzung)

Synopsis der Diagnosekriterien für Fluoroquinolone-Associated Disability (FQAD)	akt. Status	Status n. 3 Mon.	Status n. 6 Mon.	Status n. 12 Mon.
a	verminderte Widerstandskraft gegen Infektionen				
a	schwerwiegende Verschlechterung des Allgemeinzustandes bei fieberhaften Infektionen				
a	lokale Symptome wie Hals-, Rachen- und Mundschmerzen oder Schmerzen beim Wasserlassen bei fieberhaften Infekten				
8	**Kollagenstörung**				
8a	Sehnen/Muskeln/Gelenke				
a	Muskelschmerzen/Myalgie				
a	gesteigerte Muskelspannung				
a	Muskelkrämpfe/Muskelzuckungen				
a	Muskelreaktionen mit Schädigung der Muskelzellen				
a	Rhabdomyolyse				
a	Gelenkschmerzen/Arthralgie				
a	Schmerzen und Schwellungen der Gelenke, Gelenkentzündung/Arthritis				
a	Sehnenbeschwerden				
a	Schmerzen und Schwellungen der Sehnen, Sehnenentzündungen/Tendinitis				
a	Sehnenscheidenentzündungen				
a	Sehnenrisse/Bänderrisse/Muskelrisse				
a	Achillessehnenbeschwerden/-risse				
b	Lumbago/LWS-Beschwerden (low-back-pain)				
c	knarrende und knackende Geräusche in Sehnen und Gelenken				

(Fortsetzung)

Tab. 3.1 (Fortsetzung)

Synopsis der Diagnosekriterien für Fluoroquinolone-Associated Disability (FQAD)	akt. Status	Status n. 3 Mon.	Status n. 6 Mon.	Status n. 12 Mon.
8b Gefäßerkrankungen				
a Aortendissektion				
a Aortenaneurysma				
a Entzündung der Blutgefäße (Vaskulitis)/ leukozytoklastische Vaskulitis				
8c andere Kollagenstörungen				
b Netzhautablösung, Uveitis, Floaters, Korneaschäden				
c Leistenhernie				
c Penisbruch				
c Wundheilungsstörung				
c Anastomoseninsuffizienz				
b Arthropathie bei Kindern				
c rasch alternde oder eingefallene Haut, dünne Haut, Haarausfall				
9 **Nerven-Symptome (Neurotoxizität)**				
9a Periphere Neuropathie				
a Schmerzen, Brennen, Kribbeln, Taubheitsgefühl, herabgesetztes oder verändertes Gefühl (elektrisch, Stromstoß oder anderes)				
a Schwäche der Gliedmaßen				
a erhöhte oder herabgesetzte Empfindlichkeit der Haut für Schmerz-, Temperatur- und Berührungsreize				
a Periphere sensorische oder sensomotorische Neuropathie				
b Guillan-Barré-Syndrom				

(Fortsetzung)

Tab. 3.1 (Fortsetzung)

	Synopsis der Diagnosekriterien für Fluoroquinolone-Associated Disability (FQAD)	akt. Status	Status n. 3 Mon.	Status n. 6 Mon.	Status n. 12 Mon.
9b	Nerven-Symptome (Neurotoxizität) der Hirn-nerven				
a	Sehstörungen/Sehverlust/verschwommenes Sehen/Doppeltsehen				
a	Hörstörungen/Taubheit/Tinnitus/Drehschwindel				
a	Geschmacksstörungen/Geschmacksverlust				
a	Geruchsstörung/Geruchsverlust				
9c	Nerven-Symptome (Neurotoxizität) der autonomen Nerven				
a	Bauchschmerzen				
a	Übelkeit/Völlegefühl				
a	Schluckbeschwerden				
a	Erbrechen				
a	Durchfälle/Diarrhoe				
a	Verstopfung/Obstipation				
a	Blähungen/Meteorismus				
a	Sodbrennen/Dyspepsie				
a	Schwindelgefühl beim Aufstehen/Gefühl von drohender Ohnmacht				
a	Herzjagen/Tachykardie/anormal schneller Herzrhythmus/Veränderung des Herzrhythmus				
a	Erweiterung der Blutgefäße (Vasodilatation)/niedriger Blutdruck				
a	Hypertonie				
a	Schwitzen/übermäßige Schweißbildung/Hyperhidrosis				
a	Hauttrockenheit				

(Fortsetzung)

Tab. 3.1 (Fortsetzung)

Synopsis der Diagnosekriterien für Fluoroquinolone-Associated Disability (FQAD)	akt. Status	Status n. 3 Mon.	Status n. 6 Mon.	Status n. 12 Mon.
9d zentralnervöse und kognitive Symptome (Neurotoxizität)				
a Kopfschmerzen				
a Benommenheit				
a Konzentrationsstörung				
a Beeinträchtigung der Reaktionsfähigkeit				
a Eingeschränktes Erinnerungsvermögen				
a Schläfrigkeit				
a Koordinationsstörungen				
a Gangunsicherheit/Gangstörung				
a gestörte Aufmerksamkeit				
a Sprachstörung				
a teilweiser oder vollständiger Gedächtnisschwund				
a Zittern/Tremor				
a Migräne				
a Erhöhung des Hirndrucks				
a Störung beim Farbensehen				
10 psychische Symptome (v. a. GABA-Rezeptor-Störung)				
a Unruhe/Rastlosigkeit				
a Überaktivität/Agitation				
a psychomotorische Überaktivität				
a Nervosität				
a Verwirrtheit				
b Brain-fog (clouded thinking)				
a Ohnmacht/Synkope/vorübergehende Bewusstlosigkeit				
a Desorientiertheit				
a Angst- oder Panikzustände				
a Gemütsschwankungen				

(Fortsetzung)

Tab. 3.1 (Fortsetzung)

Synopsis der Diagnosekriterien für Fluoroquinolone-Associated Disability (FQAD)	akt. Status	Status n. 3 Mon.	Status n. 6 Mon.	Status n. 12 Mon.
a	ungewöhnlich gesteigerte Reaktion auf Sinnesreize/Lichtempfindlichkeit				
a	extrapyramidale Störungen/Dyskinesien				
a	Schlafstörungen/Schlaflosigkeit				
a	Albträume/anormale Träume				
a	Halluzinationen/Paranoia				
c	Halluzinationen mit Fratzensehen				
a	Störung des Ich-Erlebens				
a	psychische Störungen/psychotische Reaktionen				
a	Depression				
a	Selbstmordgedanken				
a	psychotische Reaktionen mit selbstgefährdendem Verhalten/Selbstmordversuche oder vollendeter Selbstmord				
a	Krampfanfälle				
11	**Magen-Darm-Symptome (v. a. Dysbiose)**				
a	Appetitlosigkeit/Anorexie				
a	Übelkeit				
a	Bauchschmerzen				
a	Erbrechen				
a	Durchfälle/Diarrhoe				
a	Völlegefühl				
a	Sodbrennen/Dyspepsie				
a	Blähungen				
a	Magenverstimmung				
a	Verdauungsstörungen				
a	Verstopfung/Obstipation				
a	Magen-Darm-Entzündungen				
a	hämorrhagische Diarrhoe/Enterokolitis/sehr schwerer Durchfall mit Blut oder Schleim/pseudomembranöse Kolitis/Kolitis mit tödlichem Ausgang				

(Fortsetzung)

Tab. 3.1 (Fortsetzung)

Synopsis der Diagnosekriterien für Fluoroquinolone-Associated Disability (FQAD)	akt. Status	Status n. 3 Mon.	Status n. 6 Mon.	Status n. 12 Mon.
12	**sonstige Symptome und Erkrankungen**				
12a Haut- und Schleimhäute				
a Mukokutane Reaktionen				
a Hautausschlag/Juckreiz/Nesselsucht/Urticaria				
a Haut reagiert empfindlicher auf Sonnenlicht und/oder UV-Licht				
a toxische epidermale Nekrolyse/Stevens-Johnson-Syndrom/Erythema multiforme/Photosensibilitätsreaktion				
a kleine, punktförmige Hauteinblutungen/Petechien				
a Stomatitis/Mundschleimhautentzündung				
a Mundsoor				
a Schmerzhafte Blasenbildung in Mund/Nase, Penis oder Scheide				
a Pilzerkrankung der Scheide (Candida)				
a Infektionen mit anderen Bakterien oder Pilzen				
a Candida-Infektionen				
a blasiger Hautausschlag mit Fieber				
12b Niere				
a Entzündung der Harnwege				
a Flüssigkeitsretention				
a Austrocknung				
a Erhöhte Serum-Kreatinin- und Harnstoff-Werte/Nierenfunktionsstörung				
a Blut und Kristalle im Harn				
a Nierenversagen/akutes Nierenversagen				
a Interstitielle Nephritis				
b nekrotisierende renale Vaskulitis				

(Fortsetzung)

Tab. 3.1   (Fortsetzung)

Synopsis der Diagnosekriterien für Fluoroquinolone-Associated Disability (FQAD)	akt. Status	Status n. 3 Mon.	Status n. 6 Mon.	Status n. 12 Mon.
12c Allergische Reaktion				
a Anschwellen von Händen, Füßen, Knöcheln, Mund und Hals				
a allergische Reaktion, Angioödem, anaphylaktische Reaktion mit tödlichem Ausgang				
a Atemnot, einschließlich asthmatischer Symptome/Bronchospasmus				
a allergische Pneumonitis				
12d Leber/Galle				
a Anstieg der Leberwerte Bilirubin, ALT/AST, GGT, AP, LDH				
a Leberfunktionsstörung/Leberentzündung/Gelbsucht				
a Gallestauung				
a heftige schnell verlaufende Leberentzündung bis hin zum lebensbedrohlichen Leberversagen einschließlich Todesfälle/Absterben von Leberzellen (Lebernekrose) bis zum lebensbedrohlichem Leberausfall				
12e Pankreas				
a Erhöhung des Enzyms Amylase				
a Entzündung der Bauchspeicheldrüse (Pankreatitis)				
12 f Blutbild				
a Blutbildveränderungen, Leukozytopenie, Leukozytose, Neutropenie, Anämie, Verminderung oder Erhöhung eines Blutgerinnungsfaktors (Thrombozyten), Eosinophilie				
a hämolytische Anämie				
a Agranulozytose				
a Panzytopenie				
a herabgesetzte Funktion des Knochenmarks, die lebensbedrohlich sein kann				

(Fortsetzung)

Tab. 3.1 (Fortsetzung)

Synopsis der Diagnosekriterien für Fluoroquinolone-Associated Disability (FQAD)	akt. Status	Status n. 3 Mon.	Status n. 6 Mon.	Status n. 12 Mon.
12 g Stoffwechsel/Laborwerte				
a Erhöhung des Blutzuckers (Hyperglykämie)				
a Hypoglykämie/hypoglykämisches Koma				
a erhöhter Blutfettspiegel				
a erhöhter Harnsäurespiegel				
a erhöhter Kalziumblutspiegel				
a erhöhter Natriumblutspiegel				
12h Herz/Kreislauf				
a lebensbedrohlicher unregelmäßiger Herzschlag				
a ventrikuläre Arrhythmie/Torsade de pointes				
a Herzstillstand				
a Angina pectoris				

a-Symptome – Symptome, die entweder in der Patienteninformation bzw. im Beipackzettel der Fluorchinolone seitens des Herstellers hinterlegt sind oder in den offiziellen Warnungen bzw. Angaben der FDA/EMA/BfArM/Rote-Hand-Briefe Erwähnung finden
b-Symptome – Symptome, die über andere Daten (Veröffentlichungen, case-reports, Studien an Tieren o. ä.) ermittelt wurden
c-Symptome – Symptome, die nach eigenen Erfahrungen/Patientenerfahrungen deutlich gehäuft vorkommen

Auswertung
Eine FQAD ist bestätigt, wenn

- aus den Rubriken 1–5 mind. jeweils ein Kriterium angekreuzt ist, das *nicht* grau hinterlegt ist;
- aus den Rubriken 7–10 mindestens aus zwei Rubriken Symptome angekreuzt wurden;
- bei Nichterfüllung dieser Kriterien diese jedoch bei einer Revision nach drei, sechs oder zwölf Monaten erfüllt werden.

(Ein solcher Fragebogen wäre z. B. für eine wissenschaftliche Studie und eine damit einhergehende Patientenbefragung in seiner Vollständigkeit gut geeignet, für die Diagnosestellung am Patienten aber sicherlich nicht.)

3.4 Diagnosekriterien mit den Kardinalsymptomen für die Praxis

Ein Komprimat dieser acht Seiten (siehe Tab. 3.1) kann natürlich nicht die gleiche Genauigkeit haben. Aus praktischen Gründen wurden manche Symptome verallgemeinert, in Rubriken zusammengefasst, manche sinngemäß umformuliert, viele gestrichen. Diese Veränderungen habe ich mit der Häufigkeit der Symptome in den Veröffentlichungen und der Literatur und auch mit meinen Erfahrungen mit FQAD-Patienten abgeglichen, um zu einem Kondensat zu kommen, das für den Praxisalltag eine ausreichend hohe Sensitivität und Spezifität aufweist. Es sollte ein Katalog mit Kardinalsymptomen entwickelt werden, die idealerweise pathognomonisch für die FQAD wären. Beispielsweise sind seltene Symptome (wie knarrende oder knackende gelenknahe Geräusche, Depersonalisation, rasch alternde und dünne Haut, halluzinatives Fratzensehen) bei den Patientenschilderungen häufig, obwohl sie in der Literatur nur wenig Erwähnung finden. Sie kommen damit einem pathognomonischen Symptom schon sehr nahe. Eine Mutter erzählte mir beispielsweise einmal, dass sie das Knarren in den Gelenken ihrer kleinen Tochter, die über die Muttermilch mit FQ kontaminiert wurde, hören könne. Eine andere Patientin hatte in einem Forum mehrere Mitpatienten gefunden, die alle während der exzitativen ZNS-Phase „Fratzen" gesehen haben, ein Symptom, das ich sonst nur im Zusammenhang mit Benzodiazepin-Entzug gefunden habe (also offenbar ein typisches GABA-Symptom).

Als weitere Voraussetzungen sollte der Test kurz und prägnant sein (eine Länge von mehr als zwei DIN-A4-Seiten halte ich in der Praxis nicht für durchführbar), der Patient sollte sich in den Symptomen schnell wiederfinden, und die Durchführung sollte einfach und möglichst selbsterklärend sein, indem eigentlich nur Fragen bzw. Aussagen angekreuzt werden müssen. Einzig die Einnahmemodalitäten des jeweiligen Fluorchinolons (Dosis, Frequenz, Zeitraum) sollten direkt schriftlich eingetragen werden. Bei Patienten mit einer langen FQ-Anamnese müsste diese auf einem Extrablatt aufgeführt werden, während im Fragebogen nur die Namen und kumulativen Dosen der jeweiligen FQ eingetragen sind.

Mein Vorschlag für eine komprimierte, praxisorientierte Form der Diagnosekriterien sähe dann aus, wie in Tab. 3.2 dargestellt.

Tab. 3.2 FQAD – Diagnosekriterien nach Pieper

	FQAD Diagnosekriterien nach Pieper	akt. Status	nach 3 Mon.	nach 6 Mon.	nach 12 Mon.
1	**Welches Fluorchinolon wurde ein- genommen? Wann? In welcher Dosis? Wie lange?**				
2	**Wann traten die ersten Beschwerden auf? (nach Beginn der Einnahme des Fluorchinolons)**				
	innerhalb von Stunden oder Tagen				
	innerhalb von Wochen oder Monaten				
	später als nach 6 Monaten				
3	**Diese bestehen nach Absetzen des Mittels bereits**				
	seit 30 Tagen oder mehr				
	seit mindestens 6 Monaten				
4	**Ihre körperliche Leistungsfähigkeit ist durch die bestehenden Beschweren**				
	deutlich reduziert				
	über 50 % reduziert				
	sehr stark (über 70–90 %) reduziert				
5	**Durch diese Erkrankung kam/kommt es zu**				
	einer deutlichen Einschränkung in der normalen Lebensführung				
	einer deutlichen bis dramatischen Beeinträchtigung der Lebensqualität				
	einer Gefährdung oder zum Verlust des Arbeitsplatzes				
	finanziellen Problemen				
	einer zunehmenden Anspannung innerhalb der Familie				
	einer dauerhaften Veränderung des Lebens				
6	**Allgemeinsymptome/Fatigue-assoziierte Beschwerden (Mitochondrienstörung)**				
	Schwäche/Kraftlosigkeit/Müdigkeit/Leistungs- knick				

(Fortsetzung)

Tab. 3.2 (Fortsetzung)

FQAD Diagnosekriterien nach Pieper	akt. Status	nach 3 Mon.	nach 6 Mon.	nach 12 Mon.
allgemeines Unwohlsein/Krankheitsgefühl				
Fieber/Schwitzen/Nachtschweiß				
verminderte Widerstandskraft gegen Infektionen				
Schmerzen einschl. Schmerzen im Rücken, Brustkorb, Becken und in den Gliedmaßen, Muskel- und Knochenschmerzen				
7 **muskuloskelettale/kollagene Nebenwirkungen**				
Schmerzen, Schwäche, Krämpfe oder Zuckungen der Muskeln				
Schmerzen, Schwellungen, Entzündungen der Gelenke, Sehnen, Sehnenscheiden, Faszien, Bänder, Muskelansätze				
Sehnenrisse/Bänderrisse/Muskelrisse/ Leistenbrüche				
Lumbago/LWS-Beschwerden/ Bandscheibenbeschwerden				
Gefäßaneurysma, Aortenaneurysma, Aortendissektion				
Netzhautablösung/Mouches volantes/ Glaskörpertrübung				
rasch alternde oder eingefallene Haut, dünne Haut, Haarausfall				
knarrende und knackende Geräusche in Sehnen und Gelenken				
8 **Nerven-Symptome (Neurotoxizität)**				
Kribbeln, Schmerzen, auch elektrisierend, brennend, stechend				
erhöhte oder herabgesetzte oder schmerzhafte Empfindlichkeit der Haut für Schmerz-, Temperatur- oder Berührungsreize				
Störungen des Sehens, Hörens, Geschmacks, Geruchs				

(Fortsetzung)

Tab. 3.2 (Fortsetzung)

FQAD Diagnosekriterien nach Pieper	akt. Status	nach 3 Mon.	nach 6 Mon.	nach 12 Mon.
Tinnitus/Drehschwindel/Gang- oder Koordinationsstörung				
Magen-Darm-Symptome/Autonomes Nervensystem				
Völlegefühl, Aufstoßen, Übelkeit und/oder Erbrechen				
Magen- oder Bauchschmerzen, Sodbrennen				
Blähungen/Verstopfung/Obstipation/Durchfall				
Schwindel-/Ohnmachtsgefühl beim Aufstehen				
Herzjagen/niedriger oder hoher Blutdruck				
Trockenheit der Haut oder der Schleimhäute				
9 zentralnervöse und psychische Symptome				
Kopfschmerzen/Benommenheit				
Konzentrationsstörung/Gedächtnisstörung				
Unruhe/Rastlosigkeit/Nervosität/Zittern/ Agitation				
Angst- oder Panikzustände/Gemüts- schwankungen				
Verwirrtheit/Desorientiertheit/brain-fog/ Sprachstörung				
Überempfindlichkeit der Sinne (Licht, Lärm etc.)				
Schlafstörungen, Albträume, anormale Träume				
Depression, Selbstmordgedanken, Selbstmordversuche				
Halluzinationen/Paranoia/Störung des Ich-Erlebens				
psychische Störungen/psychotische Reaktionen				
10 **Haut- und Schleimhäute**				
Reaktionen der Haut und Schleimhäute				
Licht- oder Sonnenempfindlichkeit, auch UV-Licht				

Eine FQAD ist bestätigt, wenn

- aus den Rubriken 1–5 mindestens jeweils ein Kriterium angekreuzt ist;
- aus den Rubriken 6–10 mindestens aus zwei Rubriken Symptome angekreuzt wurden;
- bei Nichterfüllung dieser Kriterien diese bei einer Revision nach drei, sechs oder zwölf Monaten erfüllt werden.

3.5 Die Invaliditätsskala nach Bell

Diese Skala hat sich zur Darstellung des Invaliditätsgrades, also für das Ausmaß der das Leben des Patienten limitierenden Beschwerden, bewährt. Sie wird schon lange für diese Zwecke beim Chronic-Fatigue-Syndrom eingesetzt, auch beispielsweise von der Charité [8].

Ich möchte diese Skala auch für die FQAD empfehlen, sie sähe aus, wie in Tab. 3.3 dargestellt.

Tab. 3.3 FQAD Beschwerdegrad-Skala nach Bell

	FQAD Beschwerdegrad-Skala nach Bell
100	Keine Beschwerden; normale Aktivität; Arbeit und Belastungen problemfrei
90	Unter Belastung leichte Beschwerden; normale Aktivität; Arbeit und Belastungen problemfrei
80	In Ruhe leichte Beschwerden, die sich unter Belastung verschlimmern; minimale Einschränkungen der Aktivitäten bei Belastung; anstrengende Ganztagsarbeit mit Problemen
70	In Ruhe leichte Beschwerden, die sich unter Belastung verschlimmern; Aktivität liegt nahe 90 % des Gewohnten, klar erkennbare Begrenzung einiger Tagesaktivitäten; Ganztagsarbeit mit Problemen
60	In Ruhe leichte bis mäßige Beschwerden, die sich unter Belastung verschlimmern; Aktivität liegt bei 70–90 % des Gewohnten, klar erkennbare Begrenzung der Tagesaktivität; nicht in der Lage, ganztags mit körperlichem Einsatz zu arbeiten, aber fähig, einer leichten Vollzeitbeschäftigung bei gleitender Arbeitszeit nachzugehen

(Fortsetzung)

Tab. 3.3 (Fortsetzung)

	FQAD Beschwerdegrad-Skala nach Bell
50	In Ruhe mäßige Beschwerden, bei Anstrengungen mäßige bis schwere; Aktivität auf 70 % des Gewohnten reduziert; unfähig, anstrengendere Aufgaben zu bewältigen; imstande, leichtere Aufgaben 4–5 h am Tag auszuführen; Ruhepausen werden benötigt
40	In Ruhe mäßige Beschwerden, bei Anstrengungen mäßige bis schwere; Aktivität auf 50–70 % des Gewohnten reduziert; nicht auf das Haus beschränkt; unfähig, anstrengendere Aufgaben auszuführen; imstande, leichtere Aufgaben 3–4 h am Tag auszuführen; Ruhepausen werden benötigt
30	In Ruhe mäßige bis schwere Symptome, starke Beschwerden bei allen Anstrengungen; Aktivität auf 50 % des Gewohnten reduziert; hauptsächlich auf das Haus beschränkt; unfähig, irgendwelche anstrengenden Pflichten zu übernehmen; fähig, leichte Arbeiten 2–3 h am Tag auszuführen; Ruhepausen werden benötigt
20	In Ruhe mäßige bis schwere Symptome, starke Beschwerden bei allen Anstrengungen; Aktivität auf 30 % des Gewohnten reduziert; nur selten fähig, das Haus zu verlassen; die meiste Zeit des Tages im Bett; unfähig, anstrengendere Tätigkeiten auszuführen
10	In Ruhe und bei allen Anstrengungen schwere Symptome; kein Verlassen des Hauses; die meiste Zeit bettlägerig; kognitive Symptome verhindern die Konzentration
0	In Ruhe und bei Anstrengungen kontinuierlich schwere Symptome; konstant bettlägerig; unfähig, für sich selbst zu sorgen

3.6 FQAD, akute und chronische Form

Aus praktischen Erwägungen schlage ich hier noch eine Unterteilung der FQAD vor, die aus prognostischer Sicht wie auch aus sozialmedizinischen Aspekten (Arbeitsunfähigkeit, Erwerbsminderung, -unfähigkeit, Rentenbegehren etc.) weitreichende Bedeutung hat, und zwar die Unterteilung der FQAD in eine akute und eine chronische Form. Das einzige Kriterium hierfür wäre der zeitliche Verlauf der Erkrankung. Die Akutform sollte in ihrem Beschwerdebild nach spätestens sechs Monaten ausgeheilt sein bzw. unterhalb der Schwelle der genannten Diagnosekriterien liegen, wohingegen bei der chronischen Form nach sechs Monaten die Diagnosekriterien der FQAD noch greifen.

Als Kürzel schlage ich **aFQAD** (acute) für die Akutform, **cFQAD** (chronic Fluorquinolone-Associated-Disability) für die chronische Form vor.

Nähkästchen

4

Hier geht es nun vom wissenschaftlichen Part in den Erfahrungsbereich, den ich mit der Behandlung von mehr als 300 Patienten gemacht habe.

Dosisabhängigkeit

FQ-NW können bereits Stunden nach der ersten Tablette auftreten. Insofern halte ich wie auch viele andere Autoren eine direkte Dosisabhängigkeit für eher unwahrscheinlich. Gleichzeitig beobachte ich bei vielen Patienten jedoch auch einen kumulativen Effekt. Dabei sind manchmal die ersten Behandlungszyklen mit FQ noch quasi nebenwirkungsfrei und dann kommt ein Punkt, an dem eine FQ-Behandlung plötzlich schwerste Symptome auslöst. Diese kumulative Dosis liegt jedoch in einem sehr weiten Bereich, sie kann im niedrigen Milligramm-bereich liegen, bei manchen Patienten aber auch bei deutlich über 100 Gramm!

Ein möglicher Erklärungsansatz wäre ein uneinheitlicher, genetisch determinierter Metabolismus (siehe unten), der über das Vorliegen eines a) Wildtyps oder b) heterozygoten und c) homozygoten Typs eines poor-metabolizers drei Patientengruppen erklären könnte, deren Dosistoleranz entsprechend unterschiedlich sein könnte.

GABA

Die Frage ist bisher nicht geklärt, ob die FQ-Rezeptor-Hemmung kompetitiv ist oder nicht. Die deutliche Besserung bei vielen Patienten nach wenigen Wochen könnte ihren Grund in einer zentralen reaktiven Überexpression von GABA (bei kompetitiver Hemmung) haben oder auch in einer Neubildung von GABA-Rezeptoren (bei nicht-kompetitiver Hemmung). Das gute Ansprechen auf GABA- und Glutamin-Präparate würde eher für eine kompetitive Hemmung sprechen.

© Springer Fachmedien Wiesbaden GmbH, ein Teil von Springer Nature 2020
S. Pieper, *Fluoroquinolone-Associated Disability FQAD:*
Pathogenese, Diagnostik, Therapie und Diagnosekriterien, essentials,
https://doi.org/10.1007/978-3-658-29842-5_4

Schmerztherapie
Analgesie bei FQAD ist anspruchsvoll, die herkömmliche Schmerztherapie versagt in der Regel (periphere Schmerzmittel, Opiate, Antineuropathika) und/oder ist kontraindiziert wie die NSAR. Das frei verkäufliche CBD-Öl 5 % hilft häufig, besser wirksam sind jedoch Cannabispräparate, hier vor allem Hybridsorten. Lokale Einreibungen mit Magnesium-Öl können hilfreich sein.

Krankheitsverlauf der FQAD
Die Verläufe sind sehr uneinheitlich. Initial überwiegt zwar häufig der neuropsychiatrische Aspekt, alle „FQ-Baustellen" können jedoch innerhalb von Stunden nach der ersten FQ-Gabe auftreten. Wenn man überhaupt eine zeitliche Abfolge der Symptomengruppen aufstellen will, so sähe sie so aus:
neuropsychiatrisch > mitochondrial > neurotoxisch > muskuloskelettal
Diese Folge entspricht auch in der Regel dem Abklingen der Symptome.

Da bei den neuropsychiatrischen NW die Angst, Panik und Agitation häufig im Vordergrund stehen, hat man es in der Akutphase mit sehr besorgten und verängstigten Patienten zu tun, die sich obendrein noch über verschiedene und in dem Stadium nicht immer hilfreiche Quellen bezüglich der Erkrankung informiert haben. Sie drängen auf möglichst schnelle Behandlung. Nichtsdestotrotz sollte man aber auch in diesen Fällen versuchen, vorab eine möglichst umfangreiche Diagnostik zu veranlassen, da sich die Therapie anschließend daran orientiert. Eine anfänglich sehr schnelle und breite Therapie macht auch leider für den weiteren Verlauf keinen großen Unterschied, im Gegenteil, eine therapeutische „Breitseite" führt nicht selten zu einer Erstverschlimmerung.

Prognostisch lassen sich grob drei Patientengruppen beschreiben:

- Bei einem Drittel gibt es eine sehr schnelle Besserung, das heißt, innerhalb von Wochen bis drei Monaten sieht man einen erheblichen Fortschritt von > 30 Punkten auf der Bell-Skala.
- Bei einem Drittel gibt es eine langsame Besserung mit etwa 10 Punkten pro Quartal.
- Bei einem Drittel sieht man zumindest im bisherigen Beobachtungszeitraum (von etwa vier Jahren) kaum bis gar keine Fortschritte. Dies sind häufig Patienten, die sich initial auf der Bell-Skala sehr niedrig (0–20) eingestuft haben. Hier scheinen die zellulären Voraussetzungen für einen Heilungsprozess so schlecht zu sein, dass die Zelle sich aus dem Circulus vitiosus nicht ausreichend befreien kann. In dieser Gruppe gibt es noch mal einen sehr kleinen Anteil meist männlicher und eher jüngerer Patienten mit einem dramatischen Krankheitsverlauf, schwersten Symptomen und einem geradezu lebensbedrohlichen Progress.

Ansonsten scheinen weder das Alter, das Geschlecht noch der Therapiebeginn oder andere Faktoren prognostisch eine entscheidende Rolle zu spielen.

Charles Bennett hat allerdings eine genetische Prädisposition postuliert, die i. S. einer Mutation den Quinolon-Metabolismus kompromittiert und dadurch zu einer hohen FQ-Akkumulation in den Zellen einschließlich ZNS führt [71] und somit das FQ-NW-Risiko determiniert. Sollte sich dies bestätigen, so wäre es sehr interessant, diese Daten mit den drei Patientengruppen abzugleichen, um etwaige Korrelationen auf genetischer Ebene zu erkennen. In diesem Zusammenhang ist aus meiner Sicht auch das Meulengracht-Syndrom verdächtig, dessen Phänotyp ja einen slow-detoxifier darstellt. Das betroffene Enzym UDP-Glucuronosyltransferase-1 A ist an der Metabolisierung der FQ beteiligt. Insofern ist es naheliegend, dass dieser Polymorphismus auch eine Komponente bei der Akkumulation und Krankheitsausprägung der FQAD spielen könnte [105].

Schübe

FQAD verläuft in Schüben. Ein Großteil der Patienten macht diese Erfahrungen. Diese Schübe oder flare-ups können teilweise sehr schwer verlaufen, sodass der Patient das Gefühl hat, wieder bei null anzufangen. Aus diesem Grund sind sie auch mit einer erheblichen psychischen Belastung verbunden. Denn ein solcher Rückfall kann den ganzen vorsichtigen Optimismus, der sich in einer Erholungs- und Besserungsphase gebildet hat, mit einem Mal zunichtemachen. Der Patient hat dann das Gefühl, aus diesem Teufelskreis überhaupt nicht mehr herauszukommen. Daher sind die Rückmeldungen von Patienten nach einem Schub viel verzweifelter und erschütternder als bei der Erstvorstellung.

Die Trigger für einen solchen Schub sind vielfältig und häufig gar nicht zu eruieren. In der ungefähren Rangfolge des Auftretens sind dies:

- Überforderung: Der Patient will selbst in einem bestimmten Krankheitsstadium bereits zu viel (von „seinem alten Leben zurückhaben") oder es wird ihm zu viel abverlangt. Er überanstrengt sein mitochondriales System, das mit einem vollständigen Kollaps nach dem Kartenhausprinzip antwortet. Warnzeichen sind subtil oder nicht vorhanden.
- Virusinfekte jeglicher Art (insbesondere Influenza oder Corona) führen fast obligat zu einem Schub, der allerdings abgestuft verlaufen kann.
- Antibiotikabehandlungen können sehr häufig zu einem Schub führen, selbst wenn keine FQ eingesetzt wurden. Dies hängt mit der speziellen mitochondrialen Toxizität praktisch sämtlicher Antibiotika zusammen und ist sozusagen systemimmanent.

- Außerordentliche, auch zeitlich sehr limitierte Anstrengungen, Reisen, lang-
  wierige diagnostische Untersuchungen oder ärztliche Begutachtungen, jegliche Form psychischen Stresses
- therapeutischer (und diagnostischer) Eifer, siehe unten

Therapeutischer Übereifer
Es sei hier noch einmal dringlich betont, wie kontraproduktiv unkalkulierter
therapeutischer Eifer sein kann. Sowohl jegliche spezifischen Behandlungen
(z. B. Gluathioninfusionen) als auch Therapieversuche in andere Richtungen
(Schwermetallausleitungen, Zahnsanierungen, Impfungen, Wahleingriffe usw.)
sollten gut überlegt sein!

Gefloxte sind „Mimöschen"
In diesem Zusammenhang ist ein weiterer wichtiger Aspekt zu betonen, der
eigentlich als Warnung ganz am Anfang dieses Buches stehen sollte:

▶   FQAD-Patienten sind geradezu mimosenhaft empfindlich!

Sie werden von kleinsten Windhauch weggeblasen und bekommen davon einen
Schub, sie vertragen selbst natürliche und pflanzliche Mittel nicht in normalen
therapeutischen Dosen, sie reagieren enorm auf Umweltreize von Lärm bis Elektro-
smog, auf Nahrungsmittel (z. B. potenziell FQ-belastete Fleisch- und Zuchtfisch-
produkte), auf jede Art von Stressoren und sind extrem infektanfällig (am ehesten
i. S. eines Multiple-Chemical-Sensitivity-Syndroms bzw. eines Chronic-Fatigue-
Immune-Dysfunction-Syndrome). Auch jede invasive Maßnahme, sei es eine
diagnostische Lumbalpunktion oder eine gut gemeinte Infusionstherapie, muss
gut überlegt sein. Das gilt natürlich nicht für jeden Patienten und jeden Reiz oder
Trigger, aber man muss sich dieser Konstellation unbedingt gewahr sein!

Missachtung und psychosoziale Isolation
FQAD-Patienten erfahren ihre Umwelt nicht als empathisch, sondern als
ablehnend, ja geradezu feindlich. Sie fühlen sich alleingelassen! Von ihren Haus-
ärzten nicht ernst genommen, von den Fachärzten belächelt und abgetan, sind
sie in ihrer Verzweiflung gezwungen, selbst Ursachenforschung zu betreiben.
Haben sie dann über den Beipackzettel oder Internetrecherchen eine Ahnung über
die Zusammenhänge, geht ihre Odyssee erst richtig los. Menschen in mittlerem
Lebensalter, die aus heiterem Himmel plötzlich Beschwerden entwickeln wie
ein Schwerstkranker, ohne im Entferntesten zu wissen, warum, die von jetzt
auf gleich mit furchteinflößenden und unbehandelbaren Schmerzen, mit einer

unerklärlichen Erschöpfung und bisher unbekannten psychischen Beschwerden konfrontiert werden, sind zu allem Überfluss auch noch mit ihrer kompletten Krankheitsbewältigung praktisch völlig auf sich gestellt.

Allen voran sind Ärzte keine Hilfe, ihr Verhalten ist im Gegenteil beschämend, demütigend und kontraproduktiv. Davon gibt es leider nur wenige Ausnahmen. Das geht von Zweifeln an der Patientenschilderung oder einem schroffen „Das kann überhaupt nicht sein" über süffisantes und verunglimpfendes Herunterspielen eines Chefarztes vor versammelter Mannschaft während der Chefvisite („Ja, das ist gerade so eine Modeerscheinung") bis zur vollständigen Negierung des Krankheitsbildes (die Diagnose im Entlassungsbericht heißt dann „Doctor-hopping" und „Klinik-hopping", wenn Patienten in ihrer Verzweiflung dieselbe oder verschiedene Notfallaufnahmen mehrfach aufgesucht haben).

Selbst ein schwerstkranker FQAD-Patient, den ich persönlich in einer anthroposophischen Klinik zur Aufnahme schriftlich avisiert und die weiterbehandelnden Kollegen ob dieses Krankheitsbildes telefonisch „geimpft" hatte, konnte diesem Schicksal nicht entgehen. In seinem Entlassungsbericht stand „Somatisierungsstörung" und „Non-Compliance". Sehr eindrücklich wurden diese Reaktionen kürzlich in einer Studie dokumentiert [58]. Aber glauben Sie mir, was ich von meinen Patienten dazu erfahren habe, ist häufig noch so viel schlimmer, dass einem fast selbst die Tränen kommen (man weiß dann nur nicht genau, ob aus Wut, Scham oder Mitleid …).

Ärztliche Kollegen entwickeln im direkten Gespräch plötzlich eine vollkommen unwissenschaftliche Haltung diesem Krankheitsbild gegenüber (das kann nicht sein, denn „das Mittel habe ich doch selbst schon genommen", „das ist ja was Seltenes" oder „das verschreibe ich schon seit Jahren, es ist nie was passiert") oder suchen verbissen nach einer Diagnose innerhalb ihres Erfahrungshorizontes. Ein Kollege machte mir einmal schwere Vorwürfe, weil ich seine psychotherapeutischen Bemühungen zunichtemachen würde, indem ich dem Patienten sagte, es handele sich um eine Antibiotika-NW.

Für die FQAD-Patienten bedeutet diese Missachtung vor allem zunehmende soziale Isolation, die allmähliche Abkehr des Freundes- und Bekanntenkreises und eine fortschreitende Zerrüttung des Familiengefüges. Kaum jemand glaubt noch an sie und hält noch zu ihnen. (Ein Patient bedankte sich einmal bei mir, weil sich sein Vater bei ihm nach zwei Jahren (!) wieder gemeldet und entschuldigt hätte, da er nach meinem Youtube-Video erkannt hatte, dass sein Sohn wohl doch eine „richtige" Krankheit habe.) Diejenigen, die das trotzdem tun, meist Eltern oder Ehepartner, bringen damit große emotionale, zeitliche und finanzielle Opfer, sie geraten in eine anstrengende und gefährliche Komorbidität.

Sozialmedizinisch kommt praktisch für alle FQAD-Patienten noch die existenziell bedrohliche Situation hinzu, dass Krankenkassen und Rentenversicherungsträger diese Patienten auf skandalöseste Weise negieren. Es werden weder diagnostische noch therapeutische Maßnahmen bereitgestellt oder erstattet, es gibt keine Reha-Kliniken dafür, es werden keine Renten ausbezahlt, ja, man kann einen Patienten mit dieser Krankheit noch nicht einmal krankschreiben! Und das, obwohl das Wissenschaftliche Institut der AOK (WIDO) mit großem Aufwand eine 15-seitige äußerst kritische Abhandlung zum Fluorchinolon-Thema veröffentlicht hat, in der der Satz vorkommt: „Patienten müssen intensiv über die Gefahren und Alternativen dieser Medikamente aufgeklärt werden und im Schadensfall gezielt Unterstützung bekommen" [92].

Abschlussbemerkung
FQAD ist eine sehr ernste Krankheit. Ich würde mir wünschen, dass sie auch als solche wahrgenommen wird und nicht als Politikum oder Ärgernis. Die Betroffenen haben einen Anspruch auf Wahrnehmung. Ärzte, Therapeuten, aber auch Gutachter und Richter sollten nicht mehr in einer Grauzone agieren müssen. Der Weg dahin ist eigentlich klar vorgezeichnet. Von einem großartigen Engagement der Betroffenen und Therapeuten getragen, von offiziellen Stellen wie der FDA, EMA oder auch dem Wido flankiert, von einer überraschenden Fülle von wissenschaftlichen Arbeiten und Studien belegt, ist dieser Krankheitsbegriff und die Erkrankung dabei, erwachsen zu werden.

Ich hoffe, dieses Buch kann einen Beitrag dazu leisten.

Nachwort

5

Laut Wikipedia sind Trojaner oder besser gesagt Trojanische Pferde Programme, die gezielt auf fremde Computer eingeschleust werden und für den Anwender nicht zu erkennende Funktionen ausführen. Sie starten heimlich eine Installationsroutine und installieren Malware auf das System. Sie sind als nützliche Programme getarnt, indem sie beispielsweise neben ihrer versteckten Funktion tatsächlich eine nützliche Funktionalität aufweisen. Sie sind also ein Verbund zweier eigenständiger Programme. Durch den Start des ersten Programms wird so das versteckte Schadprogramm unbemerkt mitgestartet. Es nutzt die Möglichkeiten des Betriebssystems, beeinflusst seine Programme und öffnet unsichtbare Fenster. Auch gelingt Trojanischen Pferden, die Antivirensoftware zu deaktivieren oder das System derart zu manipulieren, dass sie von der Software nicht mehr entdeckt werden. Die Schadroutine kann selbstständig alle Aktionen unentdeckt ausführen. Es werden Daten blockiert, modifiziert, gelöscht und die Netzwerkleistung eingeschränkt. Diese Schadprogramme laufen dann eigenständig, was bedeutet, dass sie sich durch Löschen des Trojanerprogramms nicht deaktivieren lassen. Für den weiteren Ablauf der Malware ist das Trojanische Pferd in diesem System nicht mehr erforderlich. Schwachstellen werden mitunter schon am Tag des Bekanntwerdens ausgenutzt.

Viel besser könnte man den perfiden (Neben-)Wirkmechanismus der FQ kaum beschreiben.

© Springer Fachmedien Wiesbaden GmbH, ein Teil von Springer Nature 2020
S. Pieper, *Fluoroquinolone-Associated Disability FQAD:
Pathogenese, Diagnostik, Therapie und Diagnosekriterien*, essentials,
https://doi.org/10.1007/978-3-658-29842-5_5

Was Sie aus diesem *essential* mitnehmen können

- FQAD ist eine besondere Herausforderung für jeden Arzt.
- „Gefloxte" Patienten sind empfindlich, ihr Krankheitsbild ist überaus komplex, der sozialmedizinische Aspekt schwierig.
- Sowohl die Diagnosestellung als auch die ärztliche Begleitung eines FQAD-Patienten sind inzwischen möglich, wenn auch anspruchsvoll.
- Für therapeutischen Fatalismus gibt es keinen Grund, es gibt Behandlungsmöglichkeiten.
- FQAD-Patienten brauchen in erster Linie Verständnis und medizinische Anerkennung.

© Springer Fachmedien Wiesbaden GmbH, ein Teil von Springer Nature 2020
S. Pieper, *Fluoroquinolone-Associated Disability FQAD:
Pathogenese, Diagnostik, Therapie und Diagnosekriterien*, essentials,
https://doi.org/10.1007/978-3-658-29842-5

Literatur

1. Ali AK et al. Peripheral neuropathy and Guillan-Barré syndrome associated with exposure to systemic fluoroquinolones, Ann Epidemiol 2014 Apr;24(4):279–85. https://doi.org/10.1016/j.annepidem.2013.12.009. Epub 2014 Jan 2.
2. Andriole VT (2000) The Quinolones – Third Edition, Academic Press, San Diego California,
3. Arabyat RM et al. Fluoroquinolone-associated tendon-rupture: a summary of reports in FDAs Adverse reporting system: Expert Opin Drug Saf. 2015;14(11):1653-60. https://doi.org/10.1517/14740338.2015.1085968. Epub 2015 Sep 22.
4. Aristilde et al. Inhibition of photosynthesis by a fluoroquinolone antibiotic, Environ Sci Technol. 2010 Feb 15;44(4):1444-50. https://doi.org/10.1021/es902665n.
5. Badal S, Nonantibiotic Effects of Fluoroquinolones in Mammalian Cells. J Biol Chem. 2015;290(36):22287–22297. https://doi.org/10.1074/jbc.m115.671222
6. Bailey, RR et al. Norfloxacin-induced rheumatic disease. New Zealand Medical Journal 2: 590 (1983b)
7. Bennett C. University of South Carolina, Pharmed-Out-Conference, June 12, 2015
8. Bell DS (1991) The Disease of a Thousand Names, Pollard Publications (Lyndonville, NY)
9. Berthold R. Elastografie an Sehnen, Muskeln, Faszien. Nur „bunte Bilder" oder eine aussagekräftige Untersuchung? OUP 2018; 7: 048–053 https://doi.org/10.3238/oup.2018.0048–0053
10. Bito T et al. Vitamin B12 deficiency results in severe oxidative stress, leading to memory retention impairment in Caenorhabditis elegans. Redox Biol. 2017 Apr;11:21–29. https://doi.org/10.1016/j.redox.2016.10.013. Epub 2016 Nov 3.
11. Boonstra E et al. Neurotransmitters as food supplements: the effects of GABA on brain and behavior. Front. Psychol., 06 October 2015 | https://doi.org/10.3389/fpsyg.2015.01520
12. Bordone L., Guarente L. Calorie restriction, SIRT1 and metabolism: understanding longevity. Nat Rev Mol Cell Biol 6, 298–305 (2005) https://doi.org/10.1038/nrm1616
13. Bowie W.R. et al 1989 Adverse reactions in a dose-ranging srudy with a new long-acting fluoroquinolone, fleroxacin. Antimicrobial Agents and Chemotherapy Oct 1989, 33 (10) 1778-1782; https://doi.org/10.1128/aac.33.10.1778

© Springer Fachmedien Wiesbaden GmbH, ein Teil von Springer Nature 2020
S. Pieper, *Fluoroquinolone-Associated Disability FQAD:*
Pathogenese, Diagnostik, Therapie und Diagnosekriterien, essentials,
https://doi.org/10.1007/978-3-658-29842-5

14. Braun J, Dalhoff K. Antibiotikatherapie (1): Rationale für die Praxis Dtsch Arztebl 2019; 116(29–30): [8]; https://doi.org/10.3238/persinfek.2019.07.22.02

15. Busse E et al. Influence of alpha-lipoic acid on intracellu- lar glutathione in vitro and in vivo. Arzneimittelforschung. 1992 Jun;42(6):829–31.

16. Chandrasekaran K et al. Overexpression of Sirtuin 1 protein in neurons prevents and reverses experimental diabetic neuropathy. Brain. 2019;142(12):3737–3752. https://doi.org/10.1093/brain/awz324

17. Chowanadisai W et al. "Pyrroloquinoline quinone stimulates mitochondrial biogenesis through cAMP response element- binding protein phosphorylation and increased PGC-1alpha expression," J. Biol. Chem. 2010 285: 142-. https://doi.org/10.1074/jbc.m109.030130

18. Christ W et al. (1990). Central nervous system toxicity of quinolones: human and animal findings. Journal of Antimicrobial Chemotherapy, Volume 26, Issue suppl_B, 1990, Pages 219–225, https://doi.org/10.1093/jac/26.suppl_B.219

19. Chua KP. Appropriateness of outpatient antibiotic prescribing among privately insured US patients: ICD-10-CM based cross sectional study.1, BMJ. 2019 Jan 16;364:k5092. https://doi.org/10.1136/bmj.k5092.

20. Cohen JS. Peripheral neuropathy associated with fluoroquinolones. Ann Pharmacother 2001;35:1540-7.https://doi.org/10.1345/aph.1z429

21. Daneman N, Lu H, Redelmeier DA. Fluoroquinolones and collagen associated severe adverse events: a longitudinal cohort study. BMJ Open 2015;5:e010077. https://doi.org/10.1136/bmjopen-2015- 010077

22. de Schryver EL et al. Small-fibre neuropathy can be detected in patients with chronic idiopathic axonal polyneuropathy. Eur J Neurol. 2011 Jul;18(7):1003-5. https://doi.org/10.1111/j.1468-1331.2010.03193.x. Epub 2010 Aug 20.

23. Dodd PR et al.(1989). Neurochemical studies on quinolone antibiotics: effects on glutamate, GABA and adenosine systems in mammalian CNS. Pharmacology and toxicology, 64(5), 404–411. https://doi.org/10.1111/j.1600-0773.1989.tb00676.x

24. Dzik K et al. Vitamin D supplementation attenuates oxidative stress in paraspinal skeletal muscles in patients with low back pain, Eur J Appl Physiol. 2018 Jan;118(1):143–151. https://doi.org/10.1007/s00421-017-3755-1. Epub 2017 Nov 15.

25. Eadie B et al. Risk for uveitis with oral moxifloxacin: a comparative safety study. JAMA Ophthalmol. 2015 Jan;133(1):81–4. https://doi.org/10.1001/jamaophthalmol.2014.3598.

26. Edward HJ. et al., Drug Interactions with Clinafloxacin, Antimicrob Agents Chemother. 2001 Sep; 45(9): 2543–2552. doi: https://doi.org/10.1128/aac.45.9.2543-2552.2001

27. EMA Press Release 16 November 2018 EMA/795349/2018 Disabling and potentially permanent side effects lead to suspension or restrictions of quinolone and fluoroquinolone antibiotics

28. Estofan, L. J. F. et al (2018). Quinolone-Induced Painful Peripheral Neuropathy: A Case Report and Literature Review.J Investig Med High Impact Case Rep. 2018 Jan-Dec; 6: 2324709617752736. Published online 2018 Feb 26. doi: https://doi.org/10.1177/2324709617752736

29. Etminan M et al., Oral Fluoroquinolones and the Risk of Retinal Detachment, JAMA. 2012;307(13):1414-1419. https://doi.org/10.1001/jama.2012.383

30. Etminan M et al. Oral fluoroquinolone use and risk of peripheral neuropathy. A pharmacoepidemiologic study. Neurology. 2014 Sep 30;83(14):1261-3. https://doi.org/10.1212/wnl.0000000000000846. Epub 2014 Aug 22.

31. Fan-Harvard PV et al., (1994). Concurrent use of foscarnet and ciprofloxacin may increase the propensity for seizures. Ann Pharmacother. 1994 Jul-Aug;28(7–8):869–72. https://doi.org/10.1177/106002809402800708

32. FDA Pharmacovigilance Review (2013): Disabling Peripheral Neuropathy Associated with Systemic Fluoroquinolone Exposure. Apr. 2013

33. FDA Drug Safety Communication (2013): FDA requires label changes to warn of risk for possibly permanent nerve damage from antibacterial fluoroquinolone drugs taken by mouth or by injection Safety Announcement [8–15-2013]

34. FDA's Adverse Event Reporting System (FAERS)(2015) Review: "Fluoroquinolone-Associated Disability" (FQAD) November 5, 2015

35. FDA updates warnings for fluoroquinolone antibiotics July 26, 2016

36. FDA/CDER Drug Information Webinar April 4, 2017 "Fluoroquinolone-Associated Disability" (FQAD)

37. Feng M et al. "Fast removal of the antibiotic flumequine from aqueous solution by ozonation: influencing factors, reaction pathways, and toxicity evaluation," Sci Total Environ. 2016 Jan 15;541:167–175. https://doi.org/10.1016/j.scitotenv.2015.09.048. Epub 2015 Sep 24.

38. Forsythe CT et al., Do fluoroquinolones commonly cause arthropathy in children? CJEM. 2007 Nov;9(6):459–62. https://doi.org/10.1017/s1481803500015517

39. Francis J, Permanent Peripheral Neuropathy, A Case Report on a Rare but Serious Debilatating Side-Effect of Fluoroquinolone Administration. J Investig Med High Impact Case Rep. 2014 Jul 27;2(3):2324709614545225. https://doi.org/10.1177/2324709614545225. eCollection 2014 Jul-Sep.

40. Golomb et al., Fluoroquinolone-induced serious, persistent, multisymptom adverse effects. BMJ Case Rep. 2015 Oct 5;2015. pii: bcr2015209821. https://doi.org/10.1136/bcr-2015-209821.

41. Ghoreishi Z et al., Omega-3 fatty acids are protective against paclitaxel-induced peripheral neuropathy: a randomized double-blind placebo controlled trial." BMC Cancer. 2012 Aug 15; 12:355. Can J Infect Dis. 2002 Jan-Feb; 13(1): 54–61.

42. Gredilla R et al. Caloric restriction decreases mitochondrial free radical generation at complex I and lowers oxidative damage to mitochondrial DNA in the rat heart. FASEB J. 2001 Jul;15(9):1589-91. https://doi.org/10.1096/fj.00-0764fje

43. Green MA, Halliwell RF. Selective antagonism of the GABA(A) receptor by ciprofloxacin and biphenylacetic acid. Br J Pharmacol. 1997 Oct;122(3):584–90.https://doi.org/10.1038/sj.bjp.0701411

44. Grill MF, Maganti RK. Neurotoxic effects associated with antibiotic use: management considerations. Br J Clin Pharmacol. 2011;72(3):381–393. https://doi.org/10.1111/j.1365-2125.2011.03991.

45. Gürbay A et al. "Ciprofloxacin-induced DNA damage in primary culture of rat astrocytes and protection by vitamin E," Neurotoxicology. 2006 Jan;27(1):6–10. Epub 2005 Aug 24.10.1016/j.neuro.2005.05.007

46. Gupta P; Natural Products as Inhibitors of Matrix Metalloproteinases; Nat Prod Chem Res 2016, 4:1 10.4172/2329-6836.1000e114

47. Halliwell RF et al., (1993). Antagonism of GABAA receptors by 4-quinolones. J Antimicrob Chemother. 1993 Apr;31(4):457–62. https://doi.org/10.1093/jac/31.4.457

48. Han T et al. A systematic review and metaanalysis of a-lipoic acid in the treatment of diabetic peripheral neuropathy. Eur J Endocrinol. 2012 Oct;167(4):465–71. https://doi.org/10.1530/eje-12-0555. Epub 2012 Jul 25.

49. Hangas A et al. Ciprofloxacin impairs mitochondrial DNA replication initiation through inhibition of Topoisomerase 2. Nucleic Acids Research, 2018, Vol. 46, No. 18 9625–9636 10.1093/nar/gky793

50. Harris CB, Dietary pyrroloquinolon quinone (PQQ) alters Indivators of inflammation and mitochondrial-related metabolism in human subjects. J Nutr Biochem. 2013 Dec;24(12):2076-84. 10.1016/j.jnutbio.2013.07.008.

51. Hedenmalm K, Spigset O. Peripheral sensory disturbances related to treatment with fluoroquinolones. J Antimicrob Chemother 1996;37:831–7. https://doi.org/10.1093/jac/37.4.831

52. Holynska-Iwan I et al.The application of N-acetylcysteine in optimization of specific pharmacological therapies Pol Merkur Lekarski. 2017 Sep 29;43(255):140–144.

53. Hori S, et al Comparison of the inhibitory effects of new quinolones on gamma-aminobutyric-acid receptor binding in the presence of anti-inflammatory drugs. Rev Infect Dis 1989;(Suppl 5):S. 1397-8.

54. Hyman M. Glutathione: The Mother of All Antioxidants. The Blog. 2011. https://www.huffingtonpost.com/dr-mark-hyman/glutathione-the-mother-of_b_530494.html. Accessed: 17/11/2017

55. Ilgin S et al., Ciprofloxacin-induced neurotoxicity: evaluation of possible underlying mechanisms Toxicol Mech Methods. 2015;25(5):374–81. https://doi.org/10.3109/15376516.2015.1026008. Epub 2015 Apr 22.

56. Jumma OK, Dick J., et al. Ciprofloxacin induced acute small fibre neuropathy. Case report. Can J Neurol Sci. 2013 Jan;40(1):127–8 DOI: https://doi.org/10.1017/s031716710001742X

57. Kaleagasioglu F et al., Review: Fluoroquinolone-Induced Tendinopathy: Etiolgy and Preventive Measures, Tohoku J. Exp. Med. 2012,226 https://doi.org/10.1620/tjem.226.251

58. Kaur K et al. Fluoroquinolone-related neuropsychiatric and mitochondrial toxicity: a collaborative investigation by scientists and members of a social network.J Community Support Oncol. 2016 Feb;14(2):54–65. https://doi.org/10.12788/jcso.0167

59. Kelentey B et al Modification of Innervation Pattern by Fluoroquinolone Treatment in the Rat Salivary Glands Anat Rec (Hoboken). 2010 Feb;293(2):271–9. https://doi.org/10.1002/ar.21037.

60. Khaliq Y, Zhanel GG. Fluoroquinolone-associated tendinopathy: a critical review of the literature. Clin Infect Dis 2003;36: 1404–10. https://doi.org/10.1086/375078

61. Kommalapati, Anuhya et al. Fluoroquinolone-associated suicide Eur J Intern Med. 2018 Sep;55:e21-e22. https://doi.org/10.1016/j.ejim.2018.07.012. Epub 2018 Jul 18.

62. Koziel R et al. (2006) Calcium signals are affected by ciprofloxacin as a consequence of reduction of mitochondrial DNA content in Jurkat cells. Antimicrob. Agents Chemother., 50, 1664–1671. https://doi.org/10.1128/aac.50.5.1664-1671.2006

63. Kumar G, Patnaik R; Inhibition of Gelatinases (MMP-2 and MMP-9) Interdiscip Sci. 2018 Dec;10(4):722–733. https://doi.org/10.1007/s12539-017-0231-x. Epub 2017 May 9.
64. Kushner JM et al., (2001). Seizures associated with fluoroquinolones. Ann Pharmacother. 2001 Oct;35(10):1194-8. https://doi.org/10.1345/aph.10359
65. Lee CC et al., Risk of Aortic Dissection and Aortic Aneurysm in Patients Taking Oral Fluoroquinolone, JAMA Intern Med. 2015 Nov;175(11):1839-47. https://doi.org/10.1001/jamainternmed.2015.5389.
66. Liang VY et al. Carpal tunnel syndrome after ciprofloxacin-induced tendinitis. J Clin Neuromuscul Dis. 2010 Mar;11(3):165–6. https://doi.org/10.1097/cnd.0b013e3181d23a9c
67. Linder JA et al. Fluoroquinolone prescribing in the United States: 1995 to 2002. Am J Med 2005;118:259–68. https://doi.org/10.1016/j.amjmed.2004.09.015
68. Lowes DA et al. "The mitochondria targeted antioxidant MitoQ protects against fluoroquinolone-induced oxidative stress and mitochondrial membrane damage in human Achilles tendon cells," Free Radic Res. 2009 Apr;43(4):323–8. https://doi.org/10.1080/10715760902736275. Epub 2009 Feb 23.
69. Luberda Z. The role of glutathione in mammalian gametes. Reprod Biol. 2005;5:5
70. Mandell L, Tillotson G. Safety of fluoroquinolones: An update Can J Infect Dis. 2002 Jan-Feb; 13(1): 54–61 https://doi.org/10.1155/2002/864789
71. Marchant J „When antibiotics turn toxic" Nature NEWS FEATURE 21 MARCH 2018
72. Mendoza-Núñez VM et al. The Effect of 600 mg Alpha-lipoic Acid Supplementation on Oxidative Stress, Inflammation, and RAGE in Older Adults with Type 2 Diabetes Mellitus. Oxid Med Cell Longev. 2019;2019:3276958. Published 2019 Jun 12. https://doi.org/10.1155/2019/3276958
73. Michalak K, et al Treatment of the Fluoroquinolone-Associated Disability: The Pathobiochemical Implications. Oxid Med Cell Longev. 2017;2017:8023935. https://doi.org/10.1155/2017/8023935
74. Mody I, Maguire J. The reciprocal regulation of stress hormones and GABA(A) receptors. Front Cell Neurosci. 2012;6:4. Published 2012 Jan 30. https://doi.org/10.3389/fncel.2012.00004
75. Mohar DS, Malik S. The Sirtuin System: The Holy Grail of Resveratrol?. J Clin Exp Cardiolog. 2012;3(11):216. https://doi.org/10.4172/2155-9880.1000216
76. Morales D1 et al. Association Between Peripheral Neuropathy and Exposure to Oral Fluoroquinolone or Amoxicillin-Clavulanate Therapy. JAMA Neurol. 2019 Jul 1;76(7):827–833. https://doi.org/10.1001/jamaneurol.2019.0887.
77. Morey RA et al. Widespread Cortical Thickness Is Associated With Neuroactive Steroid Levels. Front Neurosci. 2019;13:1118. Published 2019 Nov 12. https://doi.org/10.3389/fnins.2019.01118
78. Mukherjee, P. K et al (2013). Natural Matrix Metalloproteinase Inhibitors: Leads from Herbal Resources. In Studies in Natural Products Chemistry. 1st ed. United Kingdom : Elsevier. S. 91–113.
79. myquinstory October 25th, 2012 gastroparesis http://www.myquinstory.info

80. Negrão L et al. Effect of the combination of uridine nucleotides, folic acid and vitamin B12 on the clinical expression of peripheral neuropathies. Pain Manag. 2014 May;4(3):191–6. https://doi.org/10.2217/pmt.14.10. Epub 2014 May 16.

81. Nuttall SL et al., Glutathione: in sickness and in health. Lancet. 1998;351:645 https://doi.org/10.1016/s0140-6736(05)78428-2

82. Pace A et al, Vitamin E neuroprotection for cisplatin neuropathy: a randomized, placebo-controlled trial. Neurology. 2010 Mar 2;74(9):762–6

83. Packer L, Tritschler HJ, Wessel K. Neuroprotection by the metabolic antioxidant alpha-lipoic acid. Free Radic Biol Med 1997;22:359–378.https://doi.org/10.1016/s0891-5849(96)00269-9

84. Papanas N, Ziegler, D (2014) Efficacy of α-lipoic acid in diabetic neuropathy, Expert Opinion on Pharmacotherapy, 15:18, 2721-2731, https://doi.org/10.1517/14656566.2014.972935

85. Popescu C: Severe Acute Axonal Neuropathy Induced by Ciprofloxacin: A Case Report. Case Rep Neurol 2018;10:124–129 126 https://doi.org/10.1159/000489303

86. Pouzaud F et al. "In vitro discrimination of fluoroquinolones toxicity on tendon cells: involvement of oxidative stress," J Pharmacol Exp Ther. 2004 Jan;308(1):394–402. Epub 2003 Oct 20. https://doi.org/10.1124/jpet.103.057984

87. Qian X et al. Allopregnanolone attenuates Aβ25-35-induced neurotoxicity in PC12 cells by reducing oxidative stress. Int J Clin Exp Med. 2015;8(8):13610–13615. Published 2015 Aug 15.

88. Ramis MR et al., Protective Effects of Melatonin ans Mitochondrie-targeted Antioxidants Against Oxidative Stress: A Review. Curr Med Chem 2015;22(22) https://doi.org/10.2174/0929867322666150619104143

89. Regmi NL et al., Inhibitory effect of several fluoroquinolones on hepatic microsomal cytochrome P-450 1A activities in dogs, J Vet Pharmacol Ther. 2005 Dec;28(6):553–7. https://doi.org/10.1111/j.1365-2885.2005.00698.x

90. Salman ZK et al., "The combined effect of metformin and L-cysteine on inflammation, oxidative stress and insulin resistance in streptozotocin-induced type 2 diabetes in rats," Eur J Pharmacol. 2013 Aug 15;714(1–3):448–55. https://doi.org/10.1016/j.ejphar.2013.07.002. Epub 2013 Jul 9.

91. Samarakoon N et al. Ciprofloxacin-induced toxic optic neuropathy J. Clin Exp Ophthalmol. 2007 Jan-Feb;35(1):102–4. https://doi.org/10.1111/j.1442-9071.2007.01427.x

92. Schröder H et al. Risikoreiche Verordnungen von Fluorchinolon-Antibiotika in Deutschland. 23.05.2019 Wissenschaftliches Institut der AOK (WIdO) im AOK-Bundesverband GbR Rosenthaler Str. 31, 10178 Berlin

93. Sen C. Nutritional biochemistry of cellular glutathione. J Nutr Biochem 1997;8:660–672.

94. Sen S et al., (2007). Anxiogenic potential of ciprofloxacin and norfloxacin in rats. Singapore Med J. 2007 Nov;48(11):1028-32.

95. Sendzik J et al. Quinolone induced arthropathy: an update focusing on new mechanistic and clinical data.Int J Antimicrob Agents. 2009 Mar;33(3):194–200. https://doi.org/10.1016/j.ijantimicag.2008.08.004. Epub 2008 Oct 2.

96. Shakibaei M, Stahlmann R. Ultrastructure of Achilles tendon from rats after treatment with fleroxacin. Arch Toxicol 2001;75:97–102). https://doi.org/10.1007/s002040000203

97. Sima AA et al. Acetyl-L-carnitine improves pain, nerve regeneration, and vibratory perception in patients with chronic diabetic neuropathy. Diabetes Care. 2005 Jan; 28(1):89–94 https://doi.org/10.2337/diacare.28.1.89

98. Sissi C, Palumbo M. The quinolone family: from antibacterial to anticancer agents. Curr Med Chem Anticancer Agents. 2003 Nov;3(6):439–50 https://doi.org/10.2174/1568011033482279

99. Siwik DA et al. Oxidative stress regulates collagen synthesis and matrix metallo-proteinase activity in cardiac fibroblasts, Am. Physiol. Soc. 280 (2001) 53–60 https://doi.org/10.1152/ajpcell.2001.280.1.c53

100. Sripada RK, Marx CE, King AP, Rampton JC, Ho SS, Liberzon I. Allopregnanolone elevations following pregnenolone administration are associated with enhanced activation of emotion regulation neurocircuits. Biol Psychiatry. 2013;73(11):1045–1053. https://doi.org/10.1016/j.biopsych.2012.12.008

101. Stahlmann R et al. Magnesium deficiency induces joint cartilage lesions in juvenile rats which are identical to quinolone-induced arthropathy. Antimicrob Agents Chemother. 1995 Sep;39(9):2013-8. https://doi.org/10.1128/aac.39.9.2013

102. Stahlmann,R., Clinical toxicological aspects of fluoroquinolones. Toxicology Letters 127 (2002) 269–277 https://doi.org/10.1016/s0378-4274(01)00509-4

103. Stites T et al., "Pyrroloquinoline quinone modulates mitochondrial quantity and function in mice," The Journal of Nutrition, vol. 136, no. 2, S. 390– 396, 2006 https://doi.org/10.1093/jn/136.2.390

104. Strauchman M, Morningstar MW. Fluoroquinolone toxicity symptoms in a patient presenting with low back pain. Clin Pract. 2012;2(4):e87. Published 2012 Nov 28. https://doi.org/10.4081/cp.2012.e87

105. Tachibana M et al. 2005. Acyl glucuronidation of fluoroquinolone antibiotics by the UDP-glucuronosyltransferase 1A subfamily in human liver microsomes. *Drug Metab Dispos* 33:803–811. https://doi.org/10.1124/dmd.104.003178.

106. Temilolu I et al., Ubiquitous Nature of Fluoroquinolones: The Oscillation between Antibacterial and Anticancer Activities, Antibiotics (Basel). 2017 Nov 7;6(4). pii: E26. https://doi.org/10.3390/antibiotics6040026.

107. Thomas RJ, Reagan DR Association of a Tourette-like syndrome with ofloxacin. Ann Pharmacother. 1996 Feb;30(2):138–41.[39] https://doi.org/10.1177/106002809603000205

108. Thu DM et a. Quinolone antibiotics Med. Chem. Commun., 2019, 10, 1719 https://doi.org/10.1039/c9md00120d

109. Trisolini M, Global Economic Impact of Multiple Sclerosis May 2010 Literature Review, Multiple Sclerosis International Federation London, United Kingdom

110. Tsai TH et al.Comparison of fluoroquinolones: cytotoxicity on human corneal epithelial cells. Eye (Lond). 2010 May;24(5):909–17. https://doi.org/10.1038/eye.2009.179. Epub 2009 Jul 24

111. Tsai TY et al., "The effect of resveratrol on protecting corneal epithelial cells from cytotoxicity caused by moxifloxacin and benzalkonium chloride," Invest Ophthalmol Vis Sci. 2015 Feb 10;56(3):1575-84. https://doi.org/10.1167/iovs.14-15708.

112. Tsai WC et al., Ciprofloxacin up-regulates tendon cells to express matrix metallo-proteinase-2 with degradation of type I collagen. J Orthop Res. 2011 Jan;29(1):67–73. https://doi.org/10.1002/jor.21196.

113. Tsai WC, Yang YM., Fluoroquinolone-associated Tendinopathy, Chang Gung Med J 2011;34:461–7)
114. Valko MK., "Redox- and non-redox-metal-induced formation of free radicals and their role in human disease," Archives of Toxicol- ogy, vol. 90, no. 1, S. 1–37, 2016 https://doi.org/10.1007/s00204-015-1579-5
115. van der Linden PD et al. Fluoroquinolones and risk of Achilles tendon disorders: case-control study. BMJ. 2002;324(7349):1306-1307 https://doi.org/10.1136/bmj.324.7349.1306

Printed in the United States
By Bookmasters